María José Ortiz Sainz de Rozas

Eficácia da oxigenoterapia hiperbárica

María José Ortiz Sainz de Rozas

Eficácia da oxigenoterapia hiperbárica

no tratamento de resgate da perda auditiva súbita idiopática

ScienciaScripts

Cover image: www.ingimage.com

This book is a translation from the original published under ISBN 978-613-9-41175-7.

Publisher:
Sciencia Scripts
is a trademark of
Dodo Books Indian Ocean Ltd. and OmniScriptum S.R.L publishing group

120 High Road, East Finchley, London, N2 9ED, United Kingdom
Str. Armeneasca 28/1, office 1, Chisinau MD-2012, Republic of Moldova, Europe
Printed at: see last page
ISBN: 978-620-8-26715-5

DEDICAÇÕES

À minha mãe, aos meus irmãos e ao Guillermo por me apoiarem e me amarem incondicionalmente, por acreditarem sempre em mim e não me deixarem desistir.

AGRADECIMENTOS

Aos meus pais, por me terem dado todas as ferramentas para atingir os meus objectivos.

Aos meus professores por todos os seus ensinamentos e experiências.

À UAS, ao Hospital Civil de Culiacán e ao CIDOCS pela oportunidade que me deram de poder exercer a minha especialidade.

Ao CONACYT pelo apoio dado durante a minha residência.

ÍNDICE DE CONTEÚDOS

I RESUMO

Introdução: *A surdez súbita idiopática é uma emergência otorrinolaringológica comum, de etiologia e patogénese desconhecidas; para o seu tratamento de resgate, os corticosteróides são os fármacos mais aceites, no entanto, a oxigenoterapia hiperbárica, com o objetivo de contribuir para a administração de pressão positiva à vasculatura do ouvido interno e de oxigénio aos tecidos, tem sido implementada como terapêutica adjuvante da aplicação de esteróides intratimpânicos ou como terapêutica de resgate isolada.*

Objetivo(s): *Avaliar a eficácia e os resultados auditivos da oxigenoterapia hiperbárica como tratamento de resgate para a perda auditiva súbita idiopática. Determinar o grau de recuperação e melhoria da audição.*

Material e métodos: *Estudo retrospetivo, de março de 2021 a setembro de 2023. Foram incluídos pacientes com diagnóstico de surdez súbita idiopática que receberam oxigenoterapia hiperbárica como tratamento de resgate. Serão analisados aspectos demográficos dos pacientes, tempo de evolução e PTA (média dos tons puros) ao diagnóstico, pré e pós câmara hiperbárica.*

Resultados: *Foram recrutados 38 pacientes, com idade variando de 26 a 75 anos (média de 51,4 anos), sendo 60,5% do sexo feminino e 39% do sexo masculino. O PTA pré-câmara hiperbárica foi de 63,4 dB, e pós-câmara hiperbárica de 48,1 dB; com um ganho auditivo global de 15 dB (p= 0,000). 26,3% dos doentes tiveram uma recuperação completa, 36,8% tiveram uma recuperação moderada e os restantes 36,8% tiveram uma recuperação fraca.*

Conclusões. *A oxigenoterapia hiperbárica é uma terapêutica que beneficia a audição em doentes com surdez súbita idiopática, especialmente quando adicionada a outras terapêuticas sistémicas transtimpânicas, com maior benefício durante as primeiras 4 semanas após o início.*

Palavras-chave: *perda auditiva súbita idiopática, câmara hiperbárica, tratamento de resgate.*

II QUADRO TEÓRICO

História

A surdez súbita idiopática é uma condição otológica descrita pelo paciente como assustadora e angustiante, que se desenvolve dentro de setenta e duas horas, mais frequentemente durante a noite ao acordar, com uma perda auditiva superior a 30 dB em pelo menos 3 frequências consecutivas no registo audiológico. Devido à sua rapidez, requer uma atenção imediata e é classificada como uma emergência para o otorrinolaringologista especializado.[1]

Epidemiologia

A nível mundial, estima-se que existam 466 milhões de pessoas com deficiência auditiva, das quais 34 milhões são crianças, de acordo com os dados mais recentes divulgados pela Organização Mundial de Saúde.[2]

A surdez súbita idiopática é uma emergência otológica frequente. Representa 2-3% das consultas diárias do especialista em otorrinolaringologia. A sua incidência é de aproximadamente 5-20 pessoas por 100.000 por ano nos Estados Unidos, com um total de 66.000 casos por ano. A incidência pode chegar a 160 casos por 100.000 por ano, registados na Alemanha.[3]

Tem um pico de incidência aos 60 anos de idade, numa faixa etária de 50-60 anos, com uma distribuição igual entre os sexos. A maioria das vezes apresenta-se unilateralmente, mas pode ocorrer envolvimento bilateral em 1-5% dos doentes.[4]

Pode apresentar-se como um processo clínico isolado ou em combinação com uma doença subjacente, em que o seu comportamento é identificado como uma perda auditiva de origem desconhecida e outra como a própria PANS.[5.]

Gera um risco potencial de acidentes em actividades da vida diária, como atravessar ruas ou socializar, ao reduzir drasticamente o risco de acidentes. órgão sensorial, unilateral ou bilateralmente, essencial para a perceção espacial e localização de fontes sonoras, além de aumentar a probabilidade de incapacidade a longo e curto prazo.[1]

As tonturas ocorrem em 30-60% dos casos. A sua apresentação clínica, juntamente com a vertigem (20-57%), significa um pior prognóstico. O zumbido é constante, ocorrendo em 70%

dos casos. Pode persistir naqueles com melhora espontânea ou autolimitada ou fazer parte da queixa inicial do paciente no pronto-socorro ou ambulatório, gerando um novo problema de saúde pública pelo seu envolvimento psicológico e na qualidade de vida do paciente, podendo até ser classificado a longo prazo como uma co-morbidade. Portanto, a apresentação clínica de qualquer um desses três sintomas tem um grande impacto na qualidade de vida. [1,4]
Acrescem ainda os custos de saúde e individuais mais elevados para os doentes em termos de acompanhamento audiológico, técnicas de tratamento a longo e curto prazo com eficácia incerta e exclusão de patologias secundárias, nomeadamente neoplásicas com exames imagiológicos e laboratoriais auxiliares, bem como reabilitação adequada após o período crucial de duas semanas após o início dos sintomas, como próteses auditivas ou dispositivos auditivos implantáveis. Apesar dos encargos de saúde e de saúde pública envolvidos, é também importante realçar a possibilidade de recuperação espontânea até 45-65%, em contrapartida, é possível uma má recuperação com tratamento e diagnóstico atempados que acaba por deixar o doente com perda auditiva permanente, zumbido persistente e uma evidente diminuição da qualidade de vida.[5]

A etiologia

Na maioria das vezes, a causa específica é desconhecida e é classificada como de origem idiopática, no entanto, foram propostas causas secundárias que devem ser avaliadas em primeira instância antes de ser tratada como uma condição otológica de causa desconhecida.
Continua a ser controversa tanto em termos de fisiopatologia como de etiologia. Atribui-se-lhe uma origem 90% idiopática, sendo que ao longo da história se tem tentado fornecer uma explicação objetiva para o mecanismo subjacente. Os restantes 10% são considerados causas secundárias.[6]
Entre as causas etiológicas secundárias a excluir contam-se as doenças infecciosas virais: rubéola, sarampo, papeira, vírus do herpes simples, VIH, mononucleose infecciosa devida ao citomegalovírus ou ao vírus Epstein Barr e as doenças oportunistas associadas. Patologia infecciosa bacteriana como a doença de Lyme, sífilis, meningite; Causas neoplásicas com envolvimento do ângulo pontocerebelar ou do canal auditivo interno como: schwannoma vestibular, colesteatoma, granuloma de colesterol, meningiomas, entre outros; Causas traumáticas como após sofrer um traumatismo cranioencefálico ou ter gerado uma fístula perilinfática pós-infecciosa.[7]

É também essencial excluir doenças que podem surgir subitamente com hipoacusia unilateral ou bilateral, como a doença de Ménière, esclerose múltipla, síndrome de Cogan, enxaqueca, poliarterite nodosa, arterite da artéria temporal ou lúpus eritematoso sistémico, tromboangiite obliterante (doença de Buerger), angiopatias desenvolvidas em doentes com diabetes mellitus, macroglobulinemias ou anemia falciforme. Assim como o uso de medicamentos com potencial dano otológico, incluindo a raquianestesia, que tem sido associada a até 40%. [4,7]

Fisiopatologia e histologia

Os mecanismos pelos quais o ouvido interno é danificado e a hipoacusia súbita idiopática é gerada têm sido propostos ao longo do tempo, sem se encontrar uma causa definitiva depois de se terem excluído etiologias secundárias e de se ter definido uma condição puramente idiopática. Entre eles, destacam-se os processos inflamatórios após infecções virais de provável evolução subclínica e com invasão coclear, reativação viral latente no gânglio espiral da cóclea. [4,7]

Os prováveis mecanismos auto-imunes que se seguem à infeção sistémica são: alterações na hemodinâmica e na vasculatura do ouvido interno; hipercoagulabilidade documentada em doentes que desenvolvem hipoacusia súbita idiopática; ou isquémia coclear, devido à particularidade da circulação do ouvido interno de não ter circulação colateral; bem como diminuição da pressão de oxigénio com consequente hipoxia. [4,7,8, 9]

A vasculatura coclear é particularmente suscetível a alterações no suprimento sanguíneo, sendo este fornecido pela artéria labiríntica, sem suprimento vascular colateral. Pode ser alterada por vasoespasmo e por qualquer outra causa que altere o fornecimento de sangue, pela presença oclusiva ou parcialmente oclusiva do vaso devido a vasoespasmo, trombos ou êmbolos. A lesão a este nível está correlacionada com a evolução súbita caraterística da surdez súbita idiopática e faz dela um importante mecanismo de lesão do ouvido interno, no qual o tratamento se tem baseado historicamente. No entanto, os factores de risco cardiovascular, a hipercolesterolemia e a diabetes mellitus continuam a ser uma explicação fisiopatológica provável. [4,7,8, 9]

Evidências histológicas foram documentadas em ossos temporais humanos e de animais, com rutura dos vasos labirínticos e hemorragia intralabiríntica, com consequente fibrose e ossificação coclear.[4]

A etiologia infecciosa viral tem sido controversa devido à presença de quadros virais do trato respiratório superior referenciados dias antes do desenvolvimento da hipoacusia súbita. Além disso, tem sido documentada a seroconversão para múltiplas etiologias virais em doentes que desenvolvem hipoacusia súbita idiopática e, na histopatologia dos ossos temporais, lesões coincidentes com etiologias virais: atrofia da membrana tectorial e da estria vascular, perda de células ciliadas e do componente nervoso coclear.[7] Outro provável mecanismo fisiopatológico da hipoacusia súbita idiopática tem sido proposto como sendo a rutura de membranas intracocleares, desde as que são responsáveis por fazer a separação anatómica entre o ouvido interno e o ouvido médio, ou as que estruturam a parte interna da cóclea e separam a endolinfa da perilinfa. Quando uma ou ambas as membranas se rompem, há uma mistura de fluidos intracocleares, uma diminuição do potencial endococlear e a via fisiológica e anatómica através da qual o som viaja é interrompida. Foi proposto que a fuga de perilinfa para o ouvido médio através da janela oval ou através da janela redonda causa subsequentemente um estado fisiopatológico de hidropisia endolinfática relativa, tudo como parte de um processo que leva a um fim clínico de perda auditiva neurossensorial relatada pelo paciente e subsequentemente documentada por audiometria.[10]

Diagnóstico

Para iniciar a abordagem adequada, é necessária uma história clínica completa para excluir comorbilidades auto-imunes, crónico-degenerativas, vasculares, infecciosas, neurológicas e de risco neurológico e o uso de fármacos ototóxicos. O curso clínico da doença e a evolução da hipoacusia devem ser investigados, descartando quaisquer outros sintomas de risco associados que indiquem a provável etiologia de uma causa identificável ou orgânica de hipoacusia súbita idiopática: focalidade neurológica (diplopia, disartria, cefaleia, ataxia, confusão, alteração do estado mental, fraqueza facial ou corporal focal), sintomatologia vestibular bilateral, oscilopsia, nistagmo espontâneo ou provocado pelo olhar ou descendente, sinais de lacrimejo, dor ocular, vermelhidão ou fotofobia, traumatismo acústico recente, traumatismo craniano, barotrauma, perda auditiva flutuante ou perda auditiva bilateral súbita. [1,7, 10]

A audiometria é a técnica básica e obrigatória para o diagnóstico da surdez súbita idiopática. Sobretudo para excluir perdas auditivas condutivas e para confirmar o padrão típico de três frequências consecutivas e uma perda superior a 30 dB de caraterísticas neurossensoriais. Este é um ponto-chave que define o tratamento subsequente do doente e requer prontidão no prazo de 14 dias após o início dos sintomas.

A audição normal antes do início da perda auditiva ou da perda auditiva bilateral simétrica é tomada como referência. A perda auditiva é geralmente definida pela comparação da audição entre os dois ouvidos. De acordo com o American National Standards Institute, tanto a avaliação diagnóstica como a de seguimento devem incluir uma otoscopia inicial, a obtenção de limiares de mascaramento e de audição corretos nas frequências de 250-8000 Hz, a avaliação das frequências da fala com a média de tons puros (PTA) associada e o teste de reconhecimento da fala (WSR) com cálculo da percentagem de respostas corretas para prever uma provável assimetria não óbvia durante a audiometria tonal. [1,4,7,10]Outras técnicas que completam o estudo exaustivo da surdez súbita idiopática são as medidas de imitância acústica, que são úteis para excluir a perda auditiva condutiva. Para além destas, o reflexo acústico estapediano, as emissões otoacústicas (EOA), a funcionalidade e a preservação das células ciliadas externas estão reservadas na ausência de métodos adicionais disponíveis para o diagnóstico e discriminam entre perdas auditivas de origem sensorial ou neural, no entanto, continuam a ser estudos adicionais que carecem de especificidade quando realizados individualmente, necessitando de associação e confirmação audiométrica.[11]

Para excluir etiologias antes de classificar o quadro clínico como idiopático, a etiologia mais frequente da hipoacusia súbita idiopática, são utilizados estudos laboratoriais auxiliares, tais como hemograma completo, para excluir policitemia, trombose, leucemia ou anemia; velocidade de sedimentação de eritrócitos, teste de 68 kD e/ou anticorpos antinucleares (ANA), para patologia autoimune; FTA-ABS, VDRL, HIV ELISA, para patologias infecciosas por retrovírus ou Treponema Pallidum; tempo de protrombina e tempo de tromboplastina parcial activada com INR, para antecedentes de coagulopatias; testes de função tiroideia, para excluir hipotiroidismo, como outra causa possível.[1]

É fundamental a utilização da ressonância magnética do crânio com gadolínio para avaliar as estruturas do canal auditivo interno, ouvido interno, tronco cerebral e ângulo pontocerebelar. Deve ser realizada em todos os doentes que se apresentem no serviço de urgência ou na consulta externa com um padrão de perda auditiva unilateral de início recente, de curso súbito, devido ao elevado risco de patologia neoplásica retrococlear. A entidade mais caraterística é o schwannoma vestibular, uma patologia que pode ser tratada atempadamente quando detectada em fases iniciais, através do padrão de ouro para o seu diagnóstico, que é a ressonância magnética com um protocolo de modalidades: CISS ou FIESTA e T1 contrastado. Dentre outras patologias neoplásicas, destaca-se por ter um curso clínico inicial semelhante à hipoacusia súbita idiopática, em 10,2%. A sua prevalência em pacientes com surdez súbita não é desprezível e varia de 0,8% a 3%. A RMN pode também encontrar evidências de esclerose múltipla ou inflamação coclear.[12] O ABR, utilizado na abordagem diagnóstica da patologia retrococlear, é pouco sensível, necessitando de confirmação por técnicas imagiológicas após fornecer um resultado coincidente com patologia retrococlear, prolongamento da onda V. As suas limitações são o facto de poder falhar o diagnóstico intracanalicular (schwannoma vestibular) em até 42%; a sua sensibilidade está relacionada proporcionalmente com o grau de perda auditiva e, em doentes com perda auditiva ligeira, há mais falsos negativos no teste. Da mesma forma, os resultados sugestivos de patologia retrococlear só aparecem quando os tumores do ângulo ponto-cerebelar são maiores que 1 cm. A sua aplicação está contra-indicada quando a perda auditiva é superior a 80 dB a 4.000 Hz. Por conseguinte, se o resultado for normal, a patologia não é completamente excluída e é necessário um acompanhamento audiológico de seis meses. A sua utilização é reservada aos doentes que não podem ser submetidos a RM.[13]

A tomografia computadorizada de crânio, no entanto, é de pouca importância para o diagnóstico da surdez súbita idiopática. Os seus cortes habituais são de 0,5 mm, que não são específicos para áreas anatómicas básicas que se pretendem avaliar em pormenor como o canal auditivo interno, e a sua utilização quotidiana destina-se e justifica-se nos casos em que existe uma elevada suspeita de acidente vascular cerebral isquémico ou hemorrágico, que se acompanham de um quadro clínico de focalidade neurológica, referem traumatismo cranioencefálico prévio, claustrofobia, suspeita de lesão imersa no osso temporal ou doença colesteatomatosa. [1,7]

De acordo com o Colégio Americano de Radiologia (ACR) para a hipoacusia súbita idiopática, a utilização da tomografia é avaliada com o número "3", pelo seu nível de evidência em si mesma é um estudo imagiológico adequado para o diagnóstico, este nível expressa que a tomografia craniana é um estudo pouco útil no diagnóstico; tem as suas excepções quando os pacientes têm especificações específicas que merecem a sua utilização. Por outro lado, está sujeita a um risco maior do que o benefício obtido como resultado final, como a lesão renal ou a anafilaxia associada à aplicação do meio de contraste intravenoso ou à exposição à radiação.[14]

Tratamento

No passado, com base em teorias fisiopatológicas: rutura de membranas intracocleares, oclusão ou patologia vascular, processos infecciosos ou auto-imunes, foram utilizados como terapêutica alternativa e ainda são terapêuticas opcionais os seguintes fármacos: antivirais, vasodilatadores, trombolíticos e agentes vasoactivos. Atualmente, os corticosteróides, os fármacos mais aceites e eficazes, estão disponíveis para tratamento, sendo a sua utilização na prática clínica diária a pedra angular tanto para o tratamento imediato, durante as duas primeiras semanas de início da sintomatologia, como para o tratamento de resgate após duas a seis semanas de início dos sintomas. A sua via de administração é sistémica, oral ou intravenosa ou intratimpânica, com diferentes mecanismos de ação e indicações para diferentes tipos de doentes, isoladamente ou em combinação com outras terapêuticas. O tratamento será sempre individualizado para cada caso.[15]

Embora a terapêutica com esteróides tenha sido considerada altamente eficaz, uma pequena percentagem pode não registar qualquer melhoria e pode beneficiar de uma terapêutica de recuperação.

O tratamento inicial com corticosteróides é o tratamento mais indicado. Recomenda-se que seja iniciado nas duas primeiras semanas após o início da sintomatologia. O seu mecanismo de ação reside no facto de ser possível parar a cascata de morte celular, provocar uma inversão ou parar as vias apoptóticas nas células ciliadas cocleares lesadas e na inflamação associada que conduz à fisiopatologia da surdez súbita idiopática. A prednisolona, a prednisona, a dexametasona, a metilprednisolona e a prednisolona foram discutidas para utilização por via intratimpânica ou sistémica, tendo sido comparadas em vários ensaios clínicos aleatórios com provas de uma clara diferença significativa na eficácia de uma ou de outra via de administração, tendo mesmo sido observada a mesma recuperação auditiva entre as duas. O maior estudo comparativo destas duas terapêuticas como tratamento inicial não identificou uma melhoria substancialmente diferente ou comparativa da audição quando se utilizou metilprednisolona intratimpânica numa concentração de 40 mg/ml ou prednisona oral numa dose máxima de 60 mg por dia durante 14 dias. A terapia intratimpânica sistémica combinada também tem sido eficaz e tem sido amplamente estudada em várias revisões, com melhorias de 20 dB na PTA e 30% na discriminação vocal[15] ; no entanto, continua a ser uma questão de debate se esta recuperação ao longo do período crucial de duas semanas, é possível que esta seja também uma "falsa melhoria" devido à possibilidade de recuperação espontânea.[15]

Como explicado nos parágrafos anteriores, os benefícios de qualquer terapêutica em geral, mas neste caso da terapêutica com corticosteróides por ser a mais aceite, são maiores quando utilizada no período de 15 dias após o início da doença, bem como a provável recuperação espontânea sem qualquer tipo de intervenção médica. A recuperação também pode ocorrer mais tarde numa percentagem menor, muito semelhante ao que acontece com a terapêutica com corticosteróides, que diminui o seu benefício quando utilizada entre a quarta e a sexta semana.

O regime de prednisona recomendado é uma dose de 1mg/kg/dia com uma dose máxima de 60 mg/dia, um equivalente de metilprednisolona de 48 mg e dexametasona de 10 mg. Uma dose máxima inicial durante quatro dias, com redução da dose em dias alternados nos 10 dias seguintes, ou uma dose máxima durante 7 a 10 dias, com redução da dose durante uma semana, ou uma terceira opção consiste em administrar uma terapêutica durante 4 semanas de dose máxima, com redução da dose em dias alternados a partir daí.

Os efeitos adversos notáveis incluem: diabetes mellitus não controlada, suscetibilidade a infecções, irritação gástrica, nervosismo, osteoporose, retenção de líquidos, edema facial, aumento do apetite, fraqueza muscular, insónia, glaucoma, cataratas, visão turva e aumento de peso. Tudo isto tende a ocorrer com uma utilização prolongada e crónica. Apesar disso, o seu uso continua a ser arriscado em: diabetes mellitus não controlada, hipertensão arterial, doença do ácido péptico, glaucoma, tuberculose, com reação psiquiátrica aos corticosteróides, mantendo-se a recomendação da terapêutica, mas por via intratimpânica, para evitar o peso dos prejuízos na qualidade de vida e na deficiência auditiva que podem gerar a longo prazo a hipoacusia súbita idiopática.[16]

A via de administração intratimpânica está reservada aos doentes descritos no parágrafo anterior. Quando aplicada desta forma, é possível obter elevadas concentrações perilinfáticas do medicamento e melhorar a utilização local do mesmo. A metilprednisolona e a dexametasona, com concentrações de >30 mg/dl e 4-24 mg/dl, respetivamente, estão disponíveis para utilização; são administradas durante 15-30 minutos no ouvido afetado, com uma frequência de uma vez por dia ou uma vez por semana. Os possíveis efeitos adversos são: dor, infeção, tonturas com possível processo vasovagal ou episódio de síncope ou perfuração timpânica persistente.[17]

Outra forma de utilização de corticosteróides é a terapêutica de resgate, que é realizada após falha documentada da recuperação da audição após qualquer tipo de terapêutica inicial (OHB, esteróides sistémicos ou tópicos, ou simplesmente observação). É preferível a utilização intratimpânica. De um modo geral, não existem provas específicas que indiquem quando é aconselhável iniciar o tratamento ou com que frequência deve ser aplicado. A sua aplicação é feita de forma gradual, sendo habitualmente utilizada durante os 2 a 7 dias seguintes ao fim da terapêutica sistémica com esteróides, através de injecções intratimpânicas ou miringotomia com tubos de timpanostomia. Algumas opções são a utilização de dexametasona na dose de 4-5 mg/ml para 2-6 injecções no espaço de 2 semanas, 2-7 dias após o fim da terapêutica sistémica com esteróides ou a utilização de metilprednisolona 40 mg em 1 ml de bicarbonato de sódio em injecções de 3 em 3 dias ou diariamente até completar 4 doses, no espaço de 7 dias após o fim da terapêutica sistémica ou num período variável que o clínico considere adequado.[18]

Por outro lado, a oxigenoterapia hiperbárica (OHB) foi utilizada pela primeira vez como opção de tratamento da surdez súbita idiopática em 1970, mas já havia sido testada em 1960 como tratamento adjuvante da surdez súbita na Alemanha e na França. Foi aprovada para o tratamento desta entidade em outubro de 2011 pela Underseas and Hyperbaric Medical Society (UHMS).[19] A principal razão para a sua utilização no tratamento da hipoacusia súbita idiopática é após a suspeita fisiopatológica de hipóxia ao nível dos tecidos do ouvido interno. Os seus benefícios são hemodinâmicos, através do aumento da pressão de oxigénio e da sua entrega ao tecido coclear, estrutura sensível à isquémia, imunológicos e de redução do edema e da hipóxia tecidular. A sua utilização terapêutica consiste em fornecer uma oxigenação de alta pressão ao ouvido interno e em restaurar a audição. A perda auditiva súbita idiopática conduz a uma diminuição da pressão de oxigénio perilinfática; com a HBO, as pressões foram aumentadas até 450%.[20]

Funciona da seguinte forma: expor o doente a uma pressão 1,5-3 vezes superior à do nível do mar com 100% de oxigénio numa câmara hiperbárica especializada, a uma pressão que varia entre 1,5-2 atmosferas absolutas e 2,4-2,5 atmosferas na terapia de resgate, durante cerca de uma a duas horas por sessão.[21]

Foi proposta a sua utilização como terapêutica inicial nos primeiros catorze dias após o início dos sintomas ou como terapêutica de recurso, sendo uma terapêutica recente e inovadora. Até à data, não foi feita qualquer associação relevante entre a gravidade da perda auditiva e a resposta à HBO, nem foram demonstradas diferenças no potencial de melhoria entre os doentes tratados durante a primeira semana do início dos sintomas ou na segunda semana; no entanto, se a utilização for iniciada após duas a quatro semanas, o potencial de recuperação diminui. [21]

Foi comparada como uma terapia complementar à medicação esteroide regular versus a terapia esteroide isolada e não se encontrou qualquer diferença com base nos resultados da recuperação.

A HBO foi recentemente aceite como terapêutica de resgate, com possibilidade de utilização num período de janela de até um mês após o início dos sintomas. A indicação é para aqueles que não demonstraram melhora da audição, especificamente, um ganho menor que 20 dB. Atualmente, devido à sua nova e recente utilização na surdez súbita idiopática, não existem diretrizes ou protocolos padronizados em termos de dosagem, frequência ou momento de início após a conclusão de um curso anterior de terapia inicial, como um curso inicial de esteróides intratimpânicos ou sistémicos, incluindo HBO ou possíveis combinações dos mesmos.[22]

Foi utilizado em sessões diárias com doses de pressão de oxigénio de 2,4 atmosferas absolutas durante 20 dias ou a administração de um total de 21 sessões, uma por dia durante três semanas. Cada sessão teve a mesma duração, cerca de 120 minutos, em três períodos de 20 em 20 minutos, mais um período de descanso suplementar. Outra forma de utilização é durante 10 a 20 dias em doses de 2,0-2,5 atmosferas absolutas com 90 minutos de duração de cada sessão. O maior benefício é obtido com uma duração de terapia de 1200 minutos, que é o tempo total de terapia atualmente recomendado. No entanto, não há especificações sobre os níveis de pressão administrados, não foi associado à recuperação da audição acima de certos níveis, portanto, os intervalos devem ser mantidos entre: 2,0-2,5 ATA.[23] Foram documentadas melhorias na audição quando se utiliza a HBO, no entanto, os resultados da melhoria definitiva têm pouca evidência atualmente.

O benefício máximo é obtido quando a perda auditiva é severa ou profunda. Os resultados obtidos mostraram que a sua utilização combinada com esteróides proporciona uma eficácia superior à utilização de qualquer uma destas duas terapias isoladamente. Em termos percentuais, a combinação de esteróides intratimpânicos e oxigénio hiperbárico permite uma melhoria da audição de 84% durante as duas primeiras semanas.[24]

Os efeitos adversos e os riscos incluem alterações de pressão, como intoxicação pulmonar, sinusal ou por oxigénio; claustrofobia ou ansiedade relacionadas com o confinamento necessário para administrar o tratamento; incapacidade de igualar as pressões do ouvido médio após a terapia; e disfunção residual da trompa de Eustáquio. Trata-se de um tratamento dispendioso, pelo que o médico e o doente devem chegar a um acordo conjunto sobre a relação custo-benefício da terapia.[25]

A título de comparação e de resumo, os esteróides intratimpânicos e a administração de HBO são duas medidas que actuam de forma diferente no ouvido interno. Os esteróides intratimpânicos chegam ao ouvido interno por difusão através da janela redonda e reduzem a inflamação; enquanto a HBO gera difusão através dos vasos sanguíneos para aumentar o oxigénio diretamente para a área que fornece as estruturas do ouvido interno. Ambos têm a capacidade de melhorar a funcionalidade da cóclea.

A variável da temporalidade adquire relevância no tratamento da hipoacusia súbita idiopática, razão pela qual continua a fazer parte das urgências do otorrinolaringologista e a sua atuação deve ser atempada. A terapêutica com esteróides diminui substancialmente a sua eficácia quando utilizada entre 4-6 semanas do início dos sintomas; por outro lado, a HBO tem um comportamento semelhante, para além das suas limitadas possibilidades de melhoria, quando os doentes não foram tratados com cursos de esteróides durante as primeiras duas semanas.[26-]

Acompanhamento

Como em qualquer outra patologia, e como risco potencial de incapacidade e impacto na qualidade de vida do doente, e porque se trata de um órgão sensível que pode acabar por limitar a comunicação e a interação social do doente, a monitorização audiométrica deve ser realizada durante o tratamento e nos primeiros seis meses após o tratamento, sendo imperativo documentar a melhoria, a recuperação ou o insucesso do tratamento em relação aos audiogramas iniciais pré-tratamento. A avaliação global consiste em limiares audiométricos no âmbito da média de tons puros (PTA) e da discriminação da fala (WSR) e procede ao reconhecimento da recuperação da perda auditiva. No passado, era preferível comparar apenas a audição com a PTA e a WSR com o ouvido saudável, o que implicaria uma audição socialmente funcional. Atualmente, embora ainda existam várias opções para o significado adequado, persiste como critério comum uma melhoria da PTA de 10-30 dB ou uma melhoria de 10-20% na discriminação da fala. Furahashi propôs medidas de avaliação que incluem o PTA em quatro frequências: 500, 1000, 2000, 4000 Hz, e classifica-o em três possibilidades de melhoria: recuperação total, PTA inferior a 25 dB ou idêntico ao da orelha contralateral não afetada; recuperação parcial, melhoria do PTA superior a 30 dB; recuperação ligeira, PTA com melhoria entre 10-30 dB; e sem recuperação, PTA com melhoria inferior a 10 dB.[29-30]

A audição residual pode ser classificada como "útil" ou "não útil". Uma audição útil significa que o paciente pode ser reabilitado com amplificadores e mantém um PTA com uma recuperação superior a 10 dB ou um WSR com uma recuperação superior a 10%; enquanto que uma audição "não útil" limita o acesso do paciente a este tipo de terapia.

Reabilitação

A audição em faixas úteis pode beneficiar da utilização de amplificadores. Antes da seleção individual, é necessário realizar testes que forneçam uma visão global do impacto da surdez súbita idiopática na qualidade de vida do paciente, tais como o "Hearing handicap inventory for the Elderly", o "Hearing handicap inventory for Adults" e o "Tinnitus handicap inventory".[31]

A utilização de aparelhos auditivos de encaminhamento de sinal contralateral para uso unilateral ou bilateral, consoante a existência ou não de lesões auditivas bilaterais. Dispositivos monoaurais e até a possibilidade de implante coclear se a perda auditiva for severa ou profunda e se for acompanhada de zumbido.

A gestão da reabilitação é acompanhada pelos resultados obtidos nos testes mencionados nos parágrafos anteriores, pelo risco-benefício e pelo custo da terapia a ser efectuada; tudo isto com a possibilidade de proporcionar melhorias na audição, no zumbido e na qualidade de vida.

Previsão

O prognóstico da melhoria da audição, parcial ou total, tem sido associado a factores como a idade do doente, a forma de apresentação inicial, o grau de perda auditiva documentado e a etiologia subjacente, óbvia ou indeterminada, no âmbito da abordagem da perda auditiva súbita idiopática.

Existe pouca probabilidade de recuperação nas duas primeiras semanas após o início dos sintomas nos doentes cujo quadro inicial é acompanhado de sintomatologia vestibular, com um padrão audiométrico plano ou morfologicamente descrito como um padrão de curva

descendente, a níveis graves ou profundos ou com resultados fracos na audiometria vocal.[32-33]
Os idosos a partir dos 60 anos de idade são considerados uma população especial na evolução do quadro, devido à alta prevalência de comorbidades associadas como: diabetes mellitus, hipertensão arterial sistêmica, hiperlipidemia e presbiacusia; que interferem no protocolo inicial de tratamento com corticosteróides e, portanto, os colocam em risco de desenvolver presbiacusia, acidentes e perda auditiva. doença cerebrovascular, doença de Ménière em 4-8% e, alterações nos níveis de glicemia e suas complicações associadas.[34]
Além disso, tanto a diabetes mellitus como a hipertensão arterial são entidades que alteram a microcirculação a nível multiorgânico e, consequentemente, no interior do ouvido interno, o que explica o facto de serem factores de mau prognóstico para a recuperação completa ou significativa dos limiares auditivos. Outros factores relacionados incluem a recuperação de apenas cerca de 3,6% quando o quadro inicial se apresenta como perda auditiva profunda.[35]
O tipo de perda auditiva é outro fator envolvido na evolução da doença. Anteriormente, em 1982, a perda auditiva neurossensorial de baixa frequência com preservação das altas frequências era classificada como um subtipo de perda auditiva súbita idiopática. Atualmente, é integrada como parte da fisiopatologia da doença de Ménière e tem sido associada a um melhor prognóstico a curto prazo após tratamento atempado.[36]
Em conclusão, os factores de mau prognóstico são: a idade de apresentação, superior a 40-60 anos; o padrão audiométrico com que a perda auditiva se apresenta inicialmente, desde uma perda auditiva profunda até um padrão descendente ou uma audiometria de fala pobre, e sintomas adicionais, principalmente a presença de vertigens. Podem ainda ser acrescentados outros factores, como as comorbilidades subjacentes e a administração de um tratamento atempado que não coloque o doente em maior risco de possíveis efeitos adversos. [7,10,35, 36]

Antecedentes científicos

A Unerseas and Hyperbaric Medical Sociey (UHMS) aprovou a utilização da oxigenoterapia hiperbárica como tratamento para a perda auditiva súbita idiopática em outubro de 2011, embora tenha sido utilizada como opção de tratamento desde 1970, tendo sido previamente aprovada em 1960 como tratamento adjuvante na Alemanha e em França.[19]
Para avaliar o benefício da terapia como tratamento de resgate, Furahashi propôs medidas de avaliação que incluem o PTA em quatro frequências: 500, 1000, 2000, 4000 Hz, e classifica-o

em três possibilidades de melhoria: recuperação total, PTA inferior a 25 dB ou idêntico ao ouvido contralateral não afetado; recuperação parcial, melhoria do PTA superior a 30 dB; recuperação ligeira, PTA com melhoria entre 10-30 dB; e sem recuperação, PTA com melhoria inferior a 10 dB.[29-30]

Rhee et al, em 2018, realizaram um ensaio clínico randomizado comparando o uso de oxigenoterapia hiperbárica e terapia médica com o uso de terapia médica; analisaram 16 estudos, num total de 2401 pacientes com perda auditiva súbita idiopática, o ganho absoluto foi maior no grupo que recebeu terapia combinada (terapia médica e HBO), com uma duração total de terapia HBO de pelo menos 1200 minutos.[22]

Por outro lado, Capuano et al, em 2015, realizaram uma coorte retrospetiva com 300 orelhas doentes divididas em três grupos de acordo com o tratamento realizado: contribuição apenas com corticosteroides intravenosos, terapia apenas com oxigénio hiperbárico e um terceiro grupo com ambas as terapias combinadas; os resultados obtidos destacam melhores ganhos auditivos quando a terapia foi realizada nas primeiras 2 semanas após o início dos sintomas, e uma maior recuperação completa 58% e uma resposta de 84% às terapias combinadas.[24]

IIIDECLARAÇÃO DO PROBLEMA

Qual é a eficácia da oxigenoterapia hiperbárica como tratamento de resgate em doentes diagnosticados com perda auditiva súbita idiopática?

IV JUSTIFICAÇÃO

A incidência de perda auditiva súbita idiopática nos EUA é de 5-20 por 100.000 habitantes e um total de 66.000 casos por ano. O número exato na população mexicana permanece desconhecido. Por este motivo, o presente estudo centrar-se-á na investigação desta patologia no México.

Este trabalho irá mostrar a eficácia da oxigenoterapia hiperbárica como tratamento de resgate para o retorno da audição, uma vez que esta doença causa grave morbilidade no paciente que dela sofre; leva à incapacidade do indivíduo nas suas actividades de vida diária e compromete a sua qualidade de vida ao impedir uma adequada interação social e comunicação, problema que se estende tanto a curto como a longo prazo. O objetivo é melhorar o prognóstico da recuperação da audição e evitar qualquer possibilidade de lesão crónica e incapacidade a longo prazo.

A identificação correta desta emergência e o tratamento atempado nos primeiros dias após o início dos sintomas é imperativo, no entanto, quando passam mais de duas semanas, as hipóteses de recuperação auditiva diminuem e as opções terapêuticas são limitadas. Uma opção inovadora para o tratamento de resgate é a oxigenoterapia hiperbárica, que tem mostrado benefícios na restauração absoluta da audição de 5 a 12 dB[23] , no entanto, a dosagem e a frequência ainda estão em processo de padronização. Por esta razão, a presente investigação centra-se na comparação da audição antes e depois do tratamento, e contribuirá para a evidência da eficácia desta terapia.

Para a realização do estudo, o Serviço de Otorrinolaringologia e Cirurgia de Cabeça e Pescoço do Hospital Civil de Culiacán dispõe de instalações para a realização de oxigenoterapia hiperbárica, estudos auditivos e registos de pacientes previamente tratados com oxigénio hiperbárico. O estudo cumpre formalmente as políticas de investigação do Centro de Investigação e Docência em Ciências da Saúde e do Hospital Civil de Culiacán, pelo que foi aprovado.

V HIPÓTESE

Os doentes com perda auditiva súbita idiopática que são submetidos a um tratamento de resgate com oxigenoterapia hiperbárica atingem um grau de recuperação total ou moderado.

VI OBJECTIVOS

7.1. Objetivo geral

Estabelecer a eficácia da oxigenoterapia hiperbárica em doentes confirmados com perda auditiva súbita idiopática.

7.2. Objectivos específicos.

7.2.1. Identificar o grau de recuperação auditiva em pacientes com perda auditiva súbita idiopática.

7.2.2. Avaliar a presença de melhoria da audição em doentes com perda auditiva súbita idiopática.

7.2.3. Avaliar o grau de perda auditiva em pacientes com perda auditiva súbita idiopática.

7.2.4. Identificar a lateralidade do ouvido afetado.

7.2.5. Quantificar o tempo de evolução da surdez súbita idiopática.

7.2.6. Avaliar a presença de efeitos adversos da oxigenoterapia hiperbárica.

VII MATERIAIS E MÉTODOS

8.1. Conceção do estudo

Taxonomia: observacional, descritiva, retrospetiva.
Tipo de estudo: Coorte.

8.2. Universo do estudo: os registos clínicos dos doentes que foram à consulta no serviço de Otorrinolaringologia e Cirurgia de Cabeça e Pescoço com o diagnóstico de hipoacusia súbita idiopática.

8.3. Local do evento: Hospital Civil de Culiacán.

8.4. Período de execução: março de 2020 a julho de 2023.

8.5. Critérios de inclusão:

Idade igual ou superior a 18 anos.
Ambos os sexos.
Com um diagnóstico de perda auditiva súbita idiopática confirmada.
Com uma evolução do quadro clínico de pelo menos duas semanas, apesar de ter recebido um tratamento inicial ou nenhum.

8.6. critérios de exclusão

Pacientes com um diagnóstico de perda auditiva neurossensorial com uma causa identificável. Doentes com sinais clínicos de envolvimento neurológico. Doentes com doenças concomitantes, tais como: Disfunção da trompa de Eustáquio, traumatismo crânio-encefálico, doença de Ménière, labirintite, enxaqueca, neuronite vestibular, otite média serosa.

Pacientes com cirurgia auricular prévia.
Incapacidade de efetuar oxigenoterapia hiperbárica.

8.7. Critérios de eliminação

Desistentes da oxigenoterapia hiperbárica, que não completaram 10 sessões.
Ausência de controlo audiométrico, por qualquer razão, antes e depois de completar 10 sessões de oxigénio hiperbárico.
Eventualidade concomitante durante as terapias: síndrome vertiginoso, otite média serosa ou perfuração timpânica.

8.8. Análise estatística:

Para as variáveis contínuas, foram utilizadas medidas estatísticas descritivas: tendência central e dispersão dos dados. No caso das variáveis categóricas, serão utilizadas as percentagens e as frequências. As variáveis contínuas serão comparadas com o teste t de Student e as variáveis categóricas com o qui-quadrado. P:S0,05 será considerado estatisticamente significativo.

8.9. Cálculo do tamanho da amostra: N=93 para um intervalo de confiança de 95%.
Fórmula para uma proporção.

Foi recolhida uma amostra de conveniência. Todos os registos de doentes que cumpram os critérios de inclusão, no período de março de 2020 a julho de 2023, serão incluídos.

8.10. Descrição geral do estudo Recrutamento de doentes.

Foram incluídos os pacientes atendidos no Serviço de Otorrinolaringologia e Cirurgia de Cabeça e Pescoço do Hospital Civil de Culiacán que foram diagnosticados com perda auditiva neurossensorial súbita por interrogatório, exame físico e estudo auditivo completo. Durante março de 2020 a julho de 2023.

Recolha de dados.

Foi elaborada uma ficha de recolha de dados de acordo com as variáveis obtidas na revisão dos processos clínicos.

Calendário e frequência das medições.

O principal instrumento para verificar objetivamente as variáveis retrospetivamente nos doentes com hipoacusia súbita idiopática foi a audiometria antes e depois das 10 oxigenoterapias hiperbáricas, dados que iremos recolher do processo clínico.

Comunicação de dados.

Uma vez recolhidos os dados, estes serão exportados da folha de cálculo Excel para o pacote estatístico SPSS para organização, codificação e análise estatística proposta. Uma vez concluída a análise estatística dos dados, proceder-se-á à interpretação crítica dos resultados e, em seguida, à discussão e às conclusões do estudo.

Fluxograma.

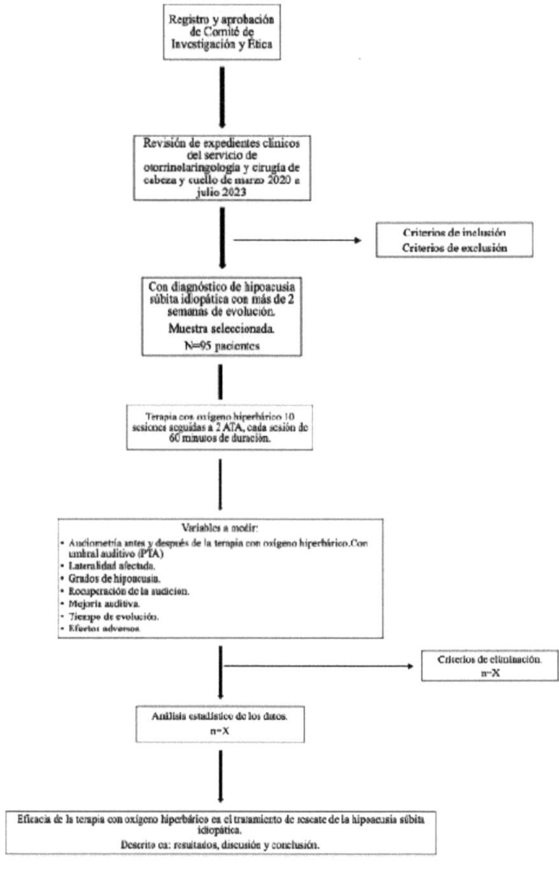

Figura 1. Fluxograma.

8.11. Tabela de definição operacional das variáveis Variável independente: oxigenoterapia hiperbárica. **Variável dependente:** grau de recuperação auditiva.

Tabela 1. Resumo das variáveis.

Variável	Definição Operacional	Tipo de variável	Escala de Medição
	É quando o doente com perda auditiva súbita idiopática recupera a audição após a oxigenoterapia hiperbárica.		
De interesse primário:	É medido:		
Grau de recuperação da audição	Completo: retorno da audição dentro de 15 dB em relação ao ouvido não afetado ou contralateral.	Qualitativo	Ordinal
	Moderada: melhoria superior a 10 dB, mas não inferior a 15 dB em relação ao ouvido não afetado.		
	Mau: Nível de audição inalterado, melhoria inferior ou igual a 10dB ou deterioração após o tratamento. Sucesso: quando o doente apresenta uma recuperação completa ou moderada. Falha: quando o doente apresenta uma má recuperação.		
De interesse secundário: Melhoria da audição	Não/Sim.	Qualitativo	Nominal

Grau de perda auditiva	É medido com uma escala, de acordo com a média de tons puros obtida por audiometria (PTA), em média nas frequências de 500, 1000 e 2000 Hz: Superfície: 20-40 dB	Qualitativo	Ordinal
	Moderado: 41 a 60 dBSevero: 61-80 dB Profundo: 81-100 dB		
Lateralidade do ouvido afetado	Esquerda/direita.	Qualitativo	Nominal
Evolução temporal da perda auditiva súbita idiopático	É medido em meses e dias.	Quantitativo	Continua
Efeitos adversos da oxigenoterapia hiperbárica	É quando o paciente com hipoacusia súbita idiopática tratado com oxigénio hiperbárico como tratamento de resgate apresenta um efeito indesejável: barotrauma do ouvido médio, barotrauma do seio nasal. Controlo: Retirada da terapia, acompanhamento em ambulatório.	Qualitativo	Nominal.
Perda auditiva súbita idiopática.	É quando o doente apresenta uma perda auditiva rápida e inexplicável de etiologia neurossensorial que ocorre num período de 72 horas, uma diminuição da audição superior a 30 dB que afecta pelo menos 3 frequências consecutivas.	Qualitativo	Nominal

8.12. Normalização dos instrumentos de medição

Audiómetro: Interacustic, Ad629 Audiometer e Mt10 tympanometer.
Escala para medir o grau de perda auditiva: De acordo com a classificação em decibéis (dB) da Diretriz de Prática Clínica Mexicana "Hipoacusia Súbita Sensorineural Idiopática". 2010.
Escala para medir a melhoria da audição: Conforme proposto no artigo: Oxigenoterapia hiperbárica no tratamento da perda auditiva neurossensorial súbita: descoberta do benefício terapêutico máximo de diferentes pressões aplicadas. UHM 2019.
Escala para medir o grau de recuperação da audição: Conforme proposto na diretriz de prática clínica: perda auditiva súbita. Otolaryngol-Head Neck Surg Off J Am Acad Otolaryngol-Head Neck Surg 2012, citando o artigo "Efficacy of hyperbaric oxygen therapy as a supplementary therapy of sudden sensorineural hearing loss in the Slovak Republic" de Krajcovicova et al 2018.

8.13. Registo do protocolo no Comité de Investigação e no Comité de Ética para a Investigação.

O presente trabalho, intitulado "Eficácia da oxigenoterapia hiperbárica no tratamento de resgate da hipoacusia súbita idiopática", foi avaliado e aprovado pelo COMITÉ DE INVESTIGAÇÃO (REGISTO: 19 CI 25 006 004), sendo presidente do comité o Dr. Saúl Armando Beltrán Ontiveros, em 14 de maio de 2023, com o número de aprovação 451.
O presente trabalho intitulado "Eficácia da oxigenoterapia hiperbárica no tratamento de resgate da hipoacusia idiopática súbita" foi avaliado e aprovado pelo COMITÉ DE ÉTICA NA INVESTIGAÇÃO (Registo na Comissão Nacional de Bioética: CONBIOETHICS-25-CEI-001-20180523) com a Dra. Martha Elvia Quiñonez Meza como presidente do comité; em 03 de julho de 2023 com o número de aprovação 129-2023.

VIII RECURSOS E FINANCIAMENTO

Recursos humanos: Para o desenvolvimento deste projeto de investigação, estiveram envolvidos médicos residentes do Serviço de Otorrinolaringologia e Cirurgia de Cabeça e Pescoço do Hospital Civil de Culiacán, médicos afectos ao serviço, estagiários de serviço social e apoio do pessoal de enfermagem do serviço e do serviço social.

Recursos físicos: instalações ambulatórias do serviço de Otorrinolaringologia e Cirurgia de Cabeça e Pescoço. Arquivo clínico do Hospital Civil de Culiacán, incluindo tratamentos médicos e estudos auditivos pré e pós-câmara hiperbárica.

Recursos materiais: Sistema SPSS, folha de recolha de dados dos doentes recrutados.para o estudo, consentimentos informados.

Financiamento: não é necessário para este estudo de investigação, uma vez que se trata de um estudo retrospetivo.

IX RESULTADOS

Foram recolhidos 38 processos onde se obtiveram dados relativos à patologia neurotológica; o principal requisito era ter sofrido de hipoacusia súbita idiopática e ter sido confirmada por estudos auditivos sem outra causa subjacente, e o segundo requisito era ter recebido tratamento com oxigenoterapia hiperbárica como tratamento de resgate para melhoria da audição.A faixa etária do ouvido afetado foi entre 26 e 75 anos, com média de 51,4±12,2 anos; a incidência foi predominantemente no sexo feminino, com 60,5% (23), em comparação com o sexo masculino, 39,5% (15). A frequência de acometimento entre os dois ouvidos foi semelhante, sendo o ouvido esquerdo acometido 55,3% (21) e o direito 44,7% (17).Antes do início da oxigenoterapia hiperbárica, a história clínica de cada paciente foi avaliada detalhadamente. 39,4% (15) não apresentavam antecedentes clínicos relevantes; no entanto, os restantes 60,5% (23) apresentavam outros antecedentes clínicos a considerar na patologia neuro-otológica, tais como: hipertensão arterial 15,7% (6), diabetes mellitus tipo 2 com 15,7% (6), obesidade 2,6% (1), tabagismo 5,2% (2), alcoolismo 5,2% (2), vertigem posicional paroxística benigna 5,2% (2), perda auditiva congénita contralateral 2,6% (1), trauma acústico contralateral 2.Do mesmo modo, 42,8% (6 em 14) dos doentes com comorbilidades apresentavam um ou mais destes factores, sendo algumas associações frequentes: tabagismo com hipertensão arterial ou diabetes mellitus tipo 2, diabetes mellitus tipo 2 com hipertensão arterial, hipertensão arterial e alcoolismo, ou excesso de depressão e trauma acústico contralateral. Enquanto os restantes 57,1% (8 em 14) apresentavam apenas uma co-morbilidade. Para a descrição dos achados foi considerado o exposto acima, a fim de correlacionar possíveis factores de risco subjacentes.

Tabela 2. Caraterísticas gerais.

Caraterísticas	População de estudo
N.º de doentes	38
Idade, média±SD (anos)	51.4±12.2
Sexo feminino (%)	60.5
Sexo masculino (%)	39.5
Ouvido direito (%)	44.7
Orelha esquerda (%)	55.3
Pré-tratamento com HBO (%)	
Corticosteroide intratimpânico (%)	97.4
Dexametasona	86.8
Metilprednisolona Dexametsona+metilprednisolona	7.9 2.6
Corticosteroide sistémico (%)	73.7
Prednisona	68.4
Deflazacort	5.2
Comorbilidades (%)	
Diabetes mellitus tipo 2	15.7
Hipertensão arterial	15.7
Obesidade	2.6
Depressão	2.6
Fumar	5.2
Alcoolismo	5.2%
Antecedentes ORL (%)	
Síndrome de Ramsay Hunt	2.6
Traumatismo acústico (contralateral)	2.6
Perda auditiva congénita (contralateral)	2.6
Vertigem posicional paroxística benigna	5.2

DP: desvio padrão, HBO: oxigénio hiperbárico.

Apesar do tratamento realizado como resgate com oxigênio hiperbárico, os dados foram analisados em relação ao tratamento prévio realizado e descrito na literatura, tanto o uso de corticosteroide sistêmico quanto o uso de corticosteroide intratimpânico, juntamente com o tratamento de resgate. Neste estudo, 23,7% (9) receberam tratamento com corticosteroides intratimpânicos; 73,7% (28) receberam tratamento tanto com corticosteroides orais a nível sistémico como intratimpânico, e um terço recebeu tratamento de resgate com corticosteroides orais a nível intratimpânico, e um terço recebeu tratamento de resgate com corticosteroides orais a nível intratimpânico. 2,6% (1) sem tratamento prévio, que foram tentados a receber tratamento de resgate apenas com oxigénio hiperbárico, dado o tempo de evolução. Nenhum dos processos analisados recebeu corticosteroide sistémico isolado antes da terapêutica de resgate.Verificou-se ainda que o corticosteroide sistémico mais utilizado foi a prednisona em 68,4% (26), seguido do deflazacort em 5,2% (2) (Tabela 2.). O corticosteroide mais utilizado no tratamento intratimpânico f o i a dexametasona em 86,8% (33), seguido d a metilprednisolona em 7,9% (3), 1 paciente (2,6%) recebeu infiltrações combinadas com dexametasona e metilprednisolona.Posteriormente, procedeu-se à análise da oxigenoterapia hiperbárica propriamente dita, tendo sido previamente selecionados processos que cumpriam pelo menos 10 sessões de oxigenoterapia hiperbárica, com uma duração mínima de 60 minutos cada, e de acordo com o estipulado para a utilização desta terapêutica como tratamento de resgate da hipoacusia súbita idiopática, ou seja, terem decorrido pelo menos 2 semanas desde o início dos sintomas, sem melhoria após tratamento intratimpânico ou sistémico com corticosteróides; ou sem tratamento prévio. Nestes estatutos, obteve-se uma melhoria superior a 10 dB em 63,2% (24); recuperação completa em 26,3% (10), recuperação moderada em 36,8% (14) e recuperação fraca em 36,8% (14). (Figura 2, tabela 3-5)

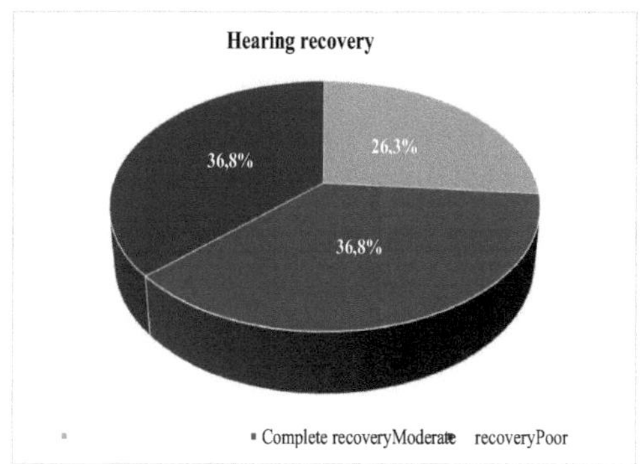

Figura 2. Gráfico de recuperação auditiva.

Tabela 3. Amostras com correspondência de decibéis.

	Média±DE pré HBO (dB)	Média±DE pós HBO (dB)	Diferença (dB)	Sig.
PTA	63.4±23.7	48.1±27.5	15.3	.000

DP: desvio padrão, dB: decibéis, Sig: significância, PTA: média de tons puros.

Tabela 4. Melhoria da audição

Melhoria da audição	Percentagem (n)
Com melhoria da audição	63.2% (24)
Sem melhoria da audição	36.8% (14)
TOTAL	100% (38)

n: número de doentes.

Tabela 5. Recuperação da audição.

Graus de recuperação auditiva	Percentagem (n)
Recuperação total	26.3% (10)
Recuperação moderada	36.8% (14)
Recuperação deficiente	36.8% (14)
TOTAL	100% (38)

n: número de doentes.

A média dos tons puros antes e depois da terapêutica foi um indicador para esta análise e evidenciou-se um ganho global de 15,3 dB (p .000), concluindo-se uma média em dB pré-câmara hiperbárica de 63,4 ± 23,7 dB e pós-câmara hiperbárica de 48,1 ± 27,5 dB.O tempo decorrido desde o início do quadro clínico até ao início da oxigenoterapia hiperbárica foi correlacionado com o ganho em decibéis na audição descrito nos parágrafos anteriores, descrito em semanas, tendo-se obtido uma média global de 8,8+/-19,8 semanas. Nos 26,3% com recuperação completa da audição, a média em semanas foi de 4 ± 4; nos de recuperação moderada (36,8%), 7,1 ± 9,8 semanas e nos de recuperação fraca, 14 ± 31 semanas.Verificou-se uma tendência para um maior ganho auditivo em decibéis quando a terapêutica foi efectuada numa média de pelo menos 4 semanas, como média calculada. Como mostra a tabela 6 e a figura 4.

Tabela 6. Recuperação da audição no momento do início da oxigenoterapia hiperbárica.

Graus de recuperação	% (n)	Média±DE (semanas) Início da oxigenoterapia hiperbárica
Recuperação total	26.3 (10)	4 ± 4
Recuperação moderada	36.8 (14)	7.1 ± 9.8
Recuperação deficiente	36.8 (14)	14 ± 31

n: número de doentes, DP: desvio-padrão.

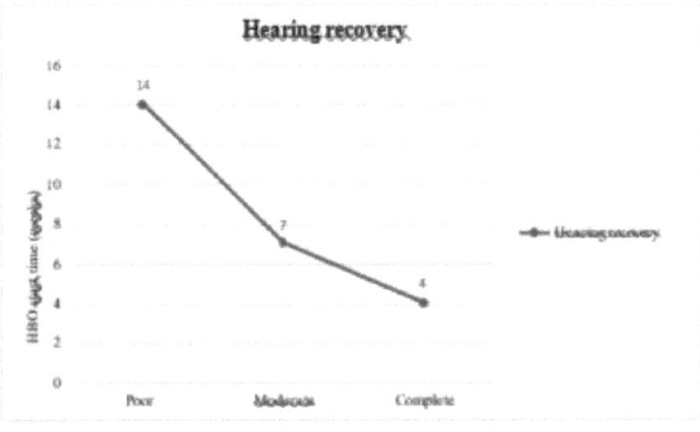

Figura 3. Recuperação da audição no momento do início da oxigenoterapia hiperbárica. HBO: Oxigénio hiperbárico.

Os que iniciaram a oxigenoterapia hiperbárica com uma perda auditiva profunda (>80 dB), 22,2% melhoraram para um grau de perda auditiva menor entre 60-80 dB, 2,22% melhoraram para um grau de perda auditiva ligeira, ficando 55,6% na mesma classificação. Aqueles que foram classificados como tendo perda auditiva severa (60-80 dB) antes da terapia melhoraram 41,7% para perda auditiva moderada, 16,7% para perda auditiva leve, 16,7% para perda auditiva normal (<20 dB) e 25% permaneceram inalterados. A perda auditiva moderada (40-60 dB) teve 11 pacientes dos registos recolhidos, dos quais 45,5% melhoraram para um grau de perda auditiva ligeira e 9,1% recuperaram a audição normal; os restantes 4 pacientes (36,4%) da categoria permaneceram com perda auditiva moderada. E dos últimos 4, que tinham uma perda auditiva ligeira (20-40 dB) antes de iniciarem a terapia, 75% atingiram uma audição normal no final da terapia, enquanto 25% permaneceram com um grau de perda auditiva ligeira.Globalmente, a percentagem de doentes com perda auditiva profunda antes da câmara hiperbárica diminuiu de 23,6% para 13,2%, a perda auditiva severa melhorou de 31,5% antes da câmara para 15,8% depois, a perda auditiva moderada antes da terapia totalizou 28,9%, que diminuiu para um total de 23,7%. Enquanto que os indivíduos com perda auditiva ligeira tiveram uma alteração de 10,5% para 10% após a câmara hiperbárica. (Tabela 7.)

Tabela 7. Tabulação cruzada dos graus de hipoaucusia pré e pós-câmara hiperbárica.

	Post-HBO <20dB	Post-HBO 20-40dB	Post-HBO 40-60 dB	Post-HBO 60-80 dB	Post-HBO >80 dB	TOTAL Pre-HBO
Pre-HBO <20dB	100% (2)	0%	0%	0%	0%	5.2 % (2)
Pre-HBO 20-40dB	75% (3)	25% (1)	0%	0%	0%	10.5% (4)
Pre-HBO 40-60 dB	9.1% (1)	45.5% (5)	36.4% (4)	9.1% (1)	0%	28.9% (11)
Pre-HBO 60-80 dB	16.7% (2)	16.7% (2)	41.7% (5)	25% (3)	0%	31.5% (12)
Pre-HBO >80 dB	0%	22.2% (2)	0%	22.2% (2)	55.6% (5)	23.6% (9)
TOTAL Post-HBO	21.1% (8)	26.3% (10)	23.7% (9)	15.8% (6)	13.2% (5)	38

dB: decibéis, HBO: oxigénio hiperbárico.

A distribuição em frequências auditivas para analisar em profundidade os ganhos auditivos, mostrou uma maior recuperação em 500 Hz, sendo 17,1±21,5 dB, seguido de 250 Hz com uma recuperação de 14,7±21,4 dB e em terceiro lugar em ganho ficaram 1000Hz e 6000 Hz com 14,2±18,1 dB e 14,2±19,9 dB, respetivamente. As frequências mais afectadas antes da oxigenoterapia hiperbárica eram predominantemente as frequências altas: 4000, 6000 e 8000 Hz com médias de 69±28,1 dB, 69,4±28,5dB e 72,7±29,8 dB, respetivamente. As frequências menos afetadas antes do início da terapia foram 125 Hz com 46,03±22,2 dB; 250 Hz com 52,8±25,2 dB e 500 Hz com 60±27,1 dB. Dentro dos mesmos dados observou-se que 4 pacientes na freqüência de 125 Hz não foram capazes de detetar nenhum estímulo, semelhante com a freqüência de 250 Hz, onde um deles não apresentou resposta (Tabela 8.) (Figura 3.).

Tabela 8. Ganho de audição em frequência (dB).

Frequência (Hz)	Média±DE pré HBO (dB)	Média±DE pós HBO (dB)	Melhoria da audição (média±De) (dB)	IC 95%	Sig.
125	46.03±22.2	34.5±22.5	11.4±18.6	4.9-17.9	.001
250	52.8±25.2	27.7±20.4	25.1±21.8	17.8-32.4	.000
500	60±27.1	42.8±27.6	17.1±21.5	10-24.1	.000
1000	62.7±26.5	48.5±29.5	14.2±18.1	8.2-20.1	.000
2000	65.5±26.6	52.5±30.4	13±18.4	6.9-19	.000
3000	66±26.6	53.8±29.3	12.2±17.6	6.4-18	.000
4000	69±28.1	57.1±30.5	11.9±14.3	7.2-16.6	.000
6000	69.4±28.5	55.2±30.8	14.2±19.9	7.6-20.7	.000
8000	72.7±29.8	62.6±30.7	10±16.8	4.6-15.6	.001

Hz: hertz, DP: desvio padrão, dB: decibéis, IC: intervalo de confiança, Sig: Significância.

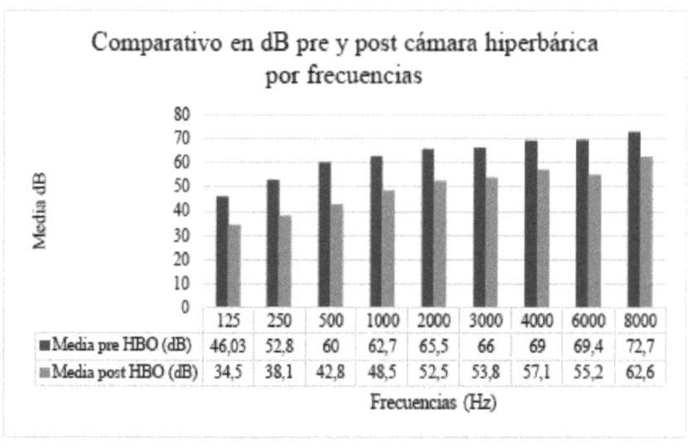

Figura 4. Ganho auditivo em diferentes frequências.
Hz: hertz, dB: decibéis, HBO: oxigénio hiperbárico.

A melhoria e a recuperação da audição catalogada na audiometria foram, por si só, os principais critérios predominantes a avaliar, no entanto, foram recolhidos dados descritivos adicionais sobre o ganho auditivo após a terapêutica, quando comparados os estudos de audiometria vocal; 57,8% (22) obtiveram uma melhoria na percentagem e nos decibéis percepcionados pelo ouvido afetado e 42,1% (22) obtiveram uma melhoria na percentagem e nos decibéis percepcionados pelo ouvido afetado.(16) sem alterações em relação ao estudo anterior à oxigenoterapia hiperbárica (Tabela 9).

Tabela 9. Melhoria da audiometria vocal e da perceção da fala

Audiometria vocal	Percentagem (n)
Melhoria da audiometria vocal	57.8 (22)
Sem alterações na audiometria vocal	42.1 (16)
TOTAL	100% (38)

n: número de pacientes.

Além do exposto acima, foi realizada uma análise mais ampla das alterações na audiometria vocal. Como pode ser observado na Tabela 10 abaixo, dos 22 pacientes (57,8%) que apresentaram alterações no sentido de melhora na captação da audiometria vocal, 18 deles apresentaram 100% de captação na faixa de 25 a 80 dB, o que é uma caraterística digna de nota nos casos de perceção da linguagem falada, comunicação e melhora na qualidade de vida dos pacientes.

Tabela 10. Melhorias na audiometria vocal.

PACIENTE	AUDIOMETRIA VOCAL PRÉ-HBO	AUDIOMETRIA VOCAL PÓS-HBO
1.	0% a 100 dB	75% a 90 dB
2.	40% a 90 dB	100% a 40 dB
3.	0% a 100 dB	100% a 80 dB
4.	100% a 90 dB	100% a 70 dB
5.	100% a 45 dB	100% a 25 dB
6.	0% a 100 dB	100% a 45 dB
7.	0% a 70 dB	100% a 80 dB
8.	0% a 100 dB	100% a 50 dB
9.	100% a 75 dB	100% a 60 dB
10.	80% a 50 dB	100% a 45 dB
11.	100% a 70 dB	100% a 50 dB
12.	100% a 80 dB	100% a 60 dB
13.	40% a 75 dB	80% a 60 dB
14.	100% a 35 dB	100% a 30 dB
15.	20% a 100 dB	60% a 90 dB
16.	90% a 70 dB	100% a 40 dB
17.	0% a 100 dB	100% a 50 dB
18.	100% a 60 dB	100% a 30 dB
19.	60% a 90 dB	100% a 80 dB
20.	100% a 100 dB	100% a 50 dB
21.	40% a 105 dB	70% a 100 dB
22.	Sem captação	100% a 60 dB

HBO: oxigénio hiperbárico, dB: decibéis.

Após a análise dos ganhos auditivos propriamente ditos, estes foram relacionados com o tratamento que tinham recebido anteriormente e verificou-se que dos 24 que tiveram melhoria auditiva, 25% (6 em 24) foram tratados com corticosteróides intratimpânicos e 75% (18 em 24) foram previamente tratados com uma combinação simultânea de corticosteróides intratimpânicos e sistémicos. Verificou-se que 7,1% (1 em 14) dos doentes que não realizaram qualquer tratamento prévio à terapêutica de resgate não registaram qualquer melhoria auditiva; os restantes 21,4% (3 em 14) e 71,4% (10 em 14) receberam injecções de corticosteróides intratimpânicos e terapêutica sistémica e intratimpânica, respetivamente. Com recuperação moderada (14), a maioria 78,5% (11 em 14) recebeu terapia combinada e 21,4% (3 em 14) recebeu apenas terapia intratimpânica prévia. Finalmente, naqueles com má recuperação, 71,4% (10 de 14) receberam terapia combinada, 21,4% (3 de 14) terapia intratimpânica prévia e 7,1% (1 de 14) não receberam terapia antes do tratamento de resgate. (Tabela 11-13.) (Figura 5-7.)

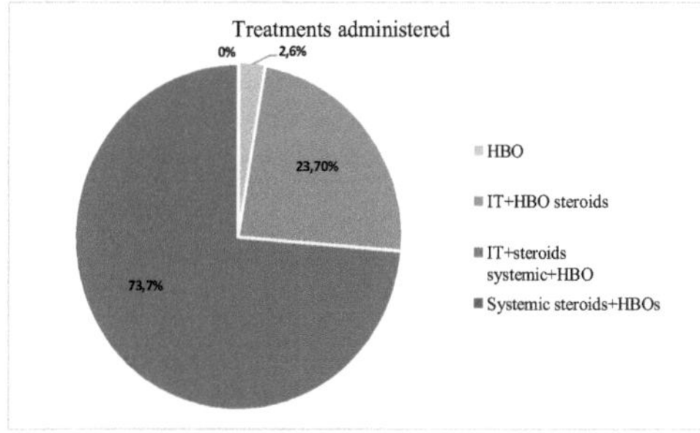

Figura 5. Tratamentos administrados.

HBO: oxigénio hiperbárico, IT: intra-timpânico.

Tabela 11. Tratamentos administrados.

Tratamentos administrados	Percentagem (n)
HBO	2.6 (1)
Esteróides IT+HBO	23.7 (9)
IT+esteróides sistémico+HBO	73.7 (28)
Esteróides sistémicos+HBOs	0 (0)
TOTAL	100% (38)

n: número de doentes, HBO: oxigénio hiperbárico, IT: intratimpânico.

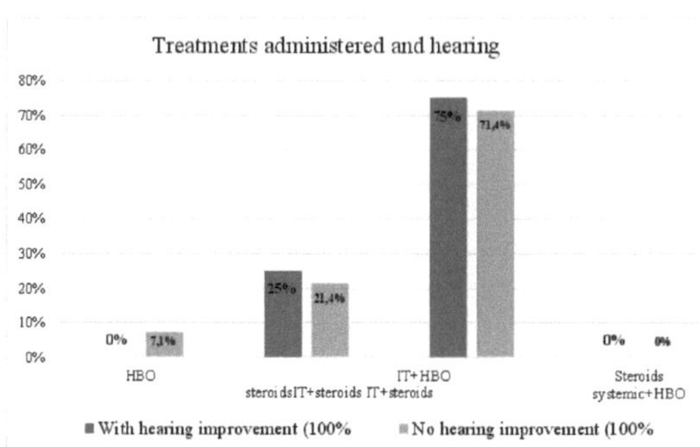

Figura 6. Tratamentos administrados e melhoria da audição.

n: número de doentes, HBO: oxigénio hiperbárico, IT: intratimpânico.

Tabela 12. Tratamentos administrados e melhoria da audição.

Tratamentos administrados	Com melhoria da audição % (n)	Sem melhoria da audição % (n)
HBO	0 (0)	7.1 (1)
Esteróides IT+HBO	25 (6)	21.4 (3)
IT+esteróides sistémico+HBO	75 (18)	71.4 (10)
Esteróides sistémicos+HBOs	0 (0)	0 (0)
TOTAL	100% (24)	100% (14)

n: número de doentes, HBO: oxigénio hiperbárico, IT: intratimpânico.

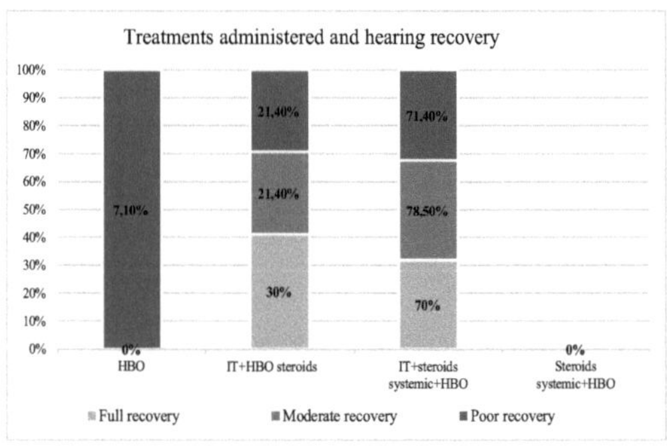

Figura 7. Tratamentos administrados e recuperação da audição.

HBO: oxigénio hiperbárico, IT: intra-timpânico.

Tabela 13. Tratamentos administrados e recuperação da audição.

Tratamentos administrados	Recuperação total % (n)	Recuperação moderada % (n)	Má recuperação % (n)
HBO	0 (0)	0 (0)	7.1 (1)
Esteróides IT+HBO	30 (3)	21.4 (3)	21.4 (3)
IT+esteróides sistémico+HBO	70 (7)	78.5 (11)	71.4 (10)
Esteróides sistémico+HBO	0 (0)	0 (0)	0 (0)
TOTAL	100 (10)	100 (14)	100 (14)

n: número de doentes, HBO: oxigénio hiperbárico, IT: intratimpânico.

Entre outras caraterísticas recolhidas para a investigação, foram tidas em consideração as complicações após a oxigenoterapia hiperbárica, tendo sido registados 76,3%, ou seja, 29 doentes sem complicações. As complicações observadas foram: vertigem em 7,9% dos pacientes.(3); zumbido residual em 13,1% (5) e perfuração timpânica em 2,6% (1). (Figura 8, Tabela 14).

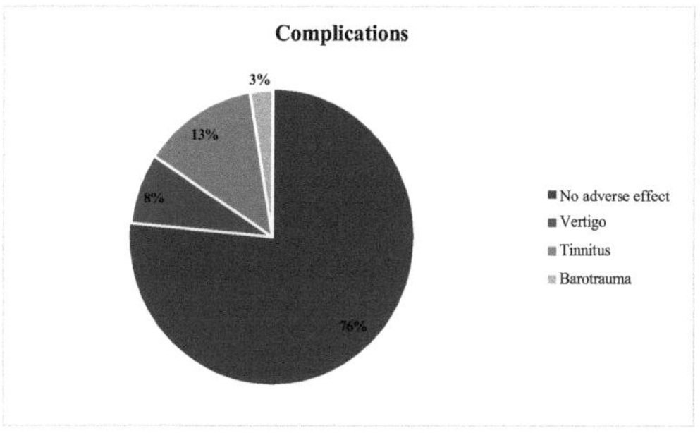

Figura 8. Complicações após HBO.

Tabela 14. Complicações após HBO.

Complicação	Percentagem (n)
Nenhum efeito adverso	76.3% (29)
Vertigem	7.8% (3)
Zumbido	13.1% (5)
Barotrauma	2.6% (1)
TOTAL	38

n: número de doentes.

X DISCUSSÃO

Este estudo centrou-se na eficácia da oxigenoterapia hiperbárica na surdez súbita idiopática, investigando factores como: grau de perda auditiva, lateralidade da doença, momento de início da oxigenoterapia hiperbárica, grau de recuperação auditiva, melhoria da audição e os vários efeitos adversos encontrados.

Dentro dos dados obtidos, num total de 38 fichas recolhidas e analisadas retrospetivamente, encontraram-se diferentes dados demográficos a destacar, o primeiro deles em relação ao sexo, onde predominou o sexo feminino com 60,5% em comparação com o sexo masculino onde a patologia foi menos frequente com a restante percentagem de 39,5%; no entanto esta diferença não foi relatada pela literatura, espera-se que esta tenha uma distribuição igual entre ambos os sexos. [4,16, 24.]

O pico de incidência foi entre 26 e 75 anos, com média de 51,4±12,2 anos, semelhante a outros estudos que abordaram essa patologia. [4,35,23.] A orelha mais acometida foi a esquerda com 55,3%, porém não houve diferença notável com a orelha direita, fato já comentado nos resultados de Cho et al e Wen et al, a lateralidade da doença permanece semelhante entre as duas orelhas com exceção de 5% com possível acometimento bilateral, caraterística que não foi possível observar neste estudo. [35,36.]

Múltiplas terapias para esta condição têm sido descritas, no entanto a possível melhoria com oxigénio hiperbárico é ainda uma questão de debate, não existindo atualmente consenso sobre o número de sessões necessárias para a melhoria da audição, o tempo necessário para a melhoria ou o grau de pressão na ATA para permitir um aumento da pressão de oxigénio dentro da microvasculatura do ouvido interno, no entanto a variação é entre 10-20 sessões de 30-100 minutos cada; no entanto a variação é entre 10-20 sessões com duração entre 30 a 100 minutos cada, e até mais de 20 sessões têm sido documentadas e uma exposição entre 2,0 a 2,5 ATA. (Quadro 15). E, como limite de segurança, uma exposição até um máximo de 3 ATA. [19,23,37-39.]

Tabela 15. Estudos anteriores com HBO.

AUTOR				RESULTADOS			
	PERIODO DEL ESTUDIO	NO. PACIENTES	CARACTERISTICAS DEL ESTUDIO	Recuperación completa	Recuperación moderada	Pobre recuperación	Media de ganancia (dB)
Ohno et al. (2010)	2001-2008	48	2.0 ATA por 10 sesiones 60 min cada una.	2% (1/48)	28.8% (10/48)	77% (37/48)	5.2
Liu et al (2011)	1999-2009	112	2.5 ATA por 10-20 sesiones de 60 min cada una	15.2% (17/12)	50% (56/112)	34.8% (39/112)	24.5
Alimoglu et al. (2011)	2004-2010	61	2.5 ATA por 20 sesiones 120 min cada una	42.6% (26/61)	22.9% (14/61)	34.4% (21/61)	36.8
Yang et al. (2013)	2013	19	2 ATA por 20 sesiones de 60 min cada una	68.4% (13/19)	—	31.6% (1-19)	18.7
Pezzoli et al. (2015)	2011-2013	23	2.5 ATA por 15 sesiones 30 min cada una.	4.3% (1/23)	21.7% (5/23)	73.9% (17/23)	15.6
Psillas (2015)	2013-2015	15	2.2 ATA por 15 sesiones a 90 min cada una	6.6% (1/15)	40% (6/15)	53.3% (8/15)	12.1
Hosokawa et al. (2017)	2011-2015	167	1.5 ATA por 10 sesiones de 60 min cada una.	9.6% (16/167)	26.9% (45/167)	63.4% (106/167)	>10

ATA: atmosferas absolutas, HBO: oxigénio hiperbárico, min: minutos, dB: decibéis.

Historicamente, a oxigenoterapia hiperbárica começou a ser utilizada em 1960, e durante em 2011 foi aprovado pela The Underseas and Hyperbaric Medical Society para utilização como tratamento da hipoacusia súbita idiopática.[19] E tem sido aceite como terapêutica de resgate ou salvamento quando decorrido pelo menos um mês desde o início dos sintomas, mais concretamente a sua utilização nas primeiras 2 semanas de evolução clínica, como tratamento primário. [22]

O ganho global de decibéis foi de 15,3 dB (p= .000) e, conforme documentado pela American Academy of Otolaryngology-Head and Neck Surgery Sudden Idiopathic Hearing Loss Guidelines, duas medidas foram tomadas como classificação de base do total de dados obtidos.[11] A primeira a ser descrita foi a "melhora auditiva" considerada como uma recuperação de pelo menos 10 dB ou mais, neste estudo 63,2% apresentaram melhora, sendo que os demais 36,8% apresentaram melhora inferior a 10 dB. [11,40-43.]

Como segunda secção descritiva, a classificação da "recuperação auditiva" foi feita em três níveis: recuperação completa, moderada ou pobre, tal como a classificação guia referida por Capuano et al. A recuperação completa representou 26,3% do total analisado, a moderada 36,8% e a pobre 36,8%. Tal como referido nos estudos de Capuano et al., verificou-se que a recuperação completa predomina quando o oxigénio hiperbárico é adicionado ao tratamento, ou seja, ao fornecer um tratamento combinado, 58% de recuperação completa é então expressa, em comparação com apenas o oxigénio hiperbárico, 24%, e a utilização de corticosteróides sistémicos, 20%. [11,24, 40-43]

Tal como também já foi estipulado por outros autores como Pezzoli et al, Psillas et al, Capuano et al ou Liu et al; cujos estudos também adoptaram um regime de tratamento de pelo menos 10 sessões de oxigenoterapia hiperbárica, mostramos os nossos resultados em 26,3% (pacientes com recuperação completa da audição, assim como comparamos o número de sessões, os minutos de cada sessão e a pressão em atmosferas absolutas (ATA) a que os pacientes são expostos, dados que ainda permanecem sem consenso estipulado, e que merecem mais investigação a este respeito.

Também é comparável aos ganhos auditivos descritos por outros autores, como mostra a tabela 15. Esta mostra múltiplas investigações que recolheram resultados sobre a utilização da oxigenoterapia hiperbárica como tratamento de resgate na surdez súbita idiopática. Mostra como o estudo de Ohno et al encontrou uma recuperação de aproximadamente 5 dB, com recuperação total em apenas 2%; dados muito variáveis se considerarmos outros autores, cujo protocolo de câmara hiperbárica foi semelhante, mas os ganhos foram de até 24 dB[40,41]. , com recuperação total em 15,2%, ou Alimoglu et al com ganhos máximos de até 36 dB, e recuperação total em 42,6% dos seus pacientes.

No entanto, ao coletar esses dados e analisá-los, nosso presente estudo obteve um ganho muito semelhante ao encontrado e relatado por Pezzoli et al, onde o ganho em decibéis foi de 15 dB; como mostram nossos dados já descritos em parágrafos anteriores, onde obtivemos uma média em dB pré-câmara hiperbárica de 63,4 ± 23,7 dB e pós-câmara hiperbárica de 48,1 ± 27,5 dB e um ganho em decibéis de 15,3 dB. Da mesma forma, nossos resultados podem ser avaliados com relação aos percentuais de recuperação, onde a literatura descreve recuperação completa variável, máxima de até 68,4% dos pacientes e mínima de 2%; porém, no presente estudo obtivemos 26,3%; próximo ao percentual obtido por Liu et al, com 15,2% (Tabela 15).

Continuando com a análise, foi relatada recuperação moderada em até 50% dos pacientes submetidos à oxigenoterapia hiperbárica (Tabela 15.) e recuperação ruim com percentuais elevados de até 77%. Nossos resultados descreveram recuperação moderada e ruim com os mesmos percentuais, 26,3%, muito próximo ao descrito por Pezzoli et al, com 21,7% para recuperação moderada, e Yang et al, com 31,6%. No entanto, estes dados são variáveis no que diz respeito à falta de consenso sobre a dosagem, o momento e a análise da recuperação auditiva dos doentes submetidos a terapêutica de resgate com oxigénio hiperbárico.Atualmente, não existe consenso sobre o momento da utilização das diferentes terapêuticas; ainda não se sabe exatamente qual o intervalo máximo após o início dos sintomas em que o tratamento é eficaz, tendo em conta a duração do processo inflamatório ou da vasoconstrição no ouvido interno. Várias revisões sistemáticas não conseguiram estabelecer uma concordância exacta e esperaram que os efeitos das diferentes modalidades de tratamento aparecessem o mais rapidamente possível.[44] Enquanto outros defendem que não existe, de facto, uma relação significativa para o retorno da audição. [44,45]

Para além do exposto, foi considerada uma nova hipótese que a utilização da oxigenoterapia hiperbárica é dependente do tempo, pelo que a sua administração tardia diminui a sua eficácia.[44] Nos nossos resultados destacou-se uma média de 8,8+/-19,8 semanas, sendo possível analisar que a recuperação completa foi obtida nos doentes que receberam a terapêutica em menos de um mês de evolução da patologia, à medida que o tempo foi passando a eficácia diminuiu notavelmente, a partir das 14 semanas de início da sintomatologia, sendo este um comportamento já documentado anteriormente. [44,46-48]

Considera-se que o oxigénio hiperbárico como tratamento de resgate não tem efeito após 6 meses de evolução da hipoacusia; o seu ganho é limitado após 3 meses de evolução, onde a recuperação é geralmente inferior a 5 dB.[49]

Após a análise da melhoria e recuperação da audição nos parágrafos anteriores, é possível concluir que os pacientes com recuperação completa tiveram um retorno auditivo entre 15 dB em relação à orelha contralateral (com base na classificação usada anteriormente por Krajcovicova et al 2018), 8 deles também obtiveram mudanças na audiometria de fala em direção a percepções favoráveis (tabela 10), coincidindo com 100% de reconhecimento auditivo em uma faixa de 30 a 50 dB, quase atingindo a normalidade. Estes achados coincidem também com a administração de oxigenoterapia hiperbárica num tempo mais curto desde o início do quadro clínico, com uma média de 4 semanas (Tabela 6, figura 4). (Tabela 6, figura 4).

É fundamental destacar e considerar tais mudanças na audiometria vocal como um extra para a análise deste estudo, também com o objetivo de observar quais pacientes podem apresentar audição inútil ou inutilizável, por isso também foi estipulado nas diretrizes da Academia Americana de Otorrinolaringologia-Cirurgia de Cabeça e Pescoço de 2012 sobre perda auditiva súbita idiopática, que mesmo melhorias sutis na audição nesta área devem ser consideradas na seleção de orelhas candidatas à amplificação auditiva tradicional. Especificamente na patologia descrita neste estudo, foi considerado um WRS (Word recognition score) maior ou igual a 10 dB; nosso estudo mostra pacientes que passaram a apresentar melhora na audiometria de fala, instrumento utilizado para compreensão da palavra falada, sendo que a maioria apresentou porcentagens acima de 60% de reconhecimento, fato que denota grandes possibilidades de reabilitação auditiva futura.[1]

Da mesma forma, quando correlacionados com os tratamentos prévios à terapia, os pacientes com recuperação auditiva completa (26,3%) receberam todos terapia combinada para o retorno da audição; 70% deles receberam terapia simultânea com esteróides sistémicos e intratimpânicos e posteriormente receberam oxigenoterapia hiperbárica; enquanto os restantes 30% receberam terapia com esteróides intratimpânicos e depois tratamento de resgate; os mesmos dados coincidem com autores anteriores que afirmam o uso relacionado de terapias. [11,24, 40-43]

Assim, ganhos auditivos de pelo menos 15 dB e alterações favoráveis na audiometria vocal melhoram a interação social e a qualidade de vida dos doentes a longo prazo, reduzindo a comorbilidade, os riscos e as alterações psicológicas a longo prazo. Ao mesmo tempo, contribui para as possibilidades de reabilitação auditiva.[1,4]

O impacto da recuperação espontânea é, no entanto, um fator importante a considerar na análise dos efeitos da terapia de resgate com oxigénio hiperbárico. Até agora, Mattox et al. relataram um retorno espontâneo da audição no prazo de 2 semanas após o início da sintomatologia em 29-78%[6] , tendo em consideração factores como a idade do doente, a presença ou ausência de vertigens, o grau de perda auditiva e o tempo decorrido entre a perda auditiva e o tratamento. [6,50]

De acordo com Rhee et al, na sua meta-análise de 2018, que incluiu 16 estudos não aleatórios com um total de 2401 pacientes, o ganho auditivo com a oxigenoterapia hiperbárica é superior ao da terapia médica, com 15,6 dB. Também a média neste estudo global foi um ganho auditivo de 15,3 dB (P 0,000). No entanto, existe uma probabilidade de 38-65% de melhoria espontânea semanas após o início da doença. [51]

Da mesma forma, Bennett et al, no seu estudo sistemático, relataram uma probabilidade 25% maior de recuperação auditiva nos indivíduos que receberam oxigenoterapia hiperbárica adicionada ao seu tratamento; este facto é apoiado por outros autores, como Pezzoli e Ajduk; no presente estudo, as probabilidades de melhoria estavam estreitamente relacionadas com o tratamento prévio com esteróides intratimpânicos e sistémicos, com a percentagem a variar entre 70-78,5%. [20,22,52,53] Da mesma forma, Yang et al, em seu estudo de coorte, relataram uma recuperação média do PTA de 22,5 dB após terapia intratimpânica e oxigênio hiperbárico, em comparação com uma média de 18,9 dB no grupo em que apenas a terapia intratimpânica foi administrada. [20,22,52, 53]

Na base da combinação dos tratamentos está o efeito vasodilatador do oxigénio hiperbárico no órgão de Corti e no ouvido interno, nomeadamente na estria vascular, que contraria o stress oxidativo e o comprometimento vascular, principais componentes da hipótese de fisiopatologia da surdez súbita idiopática, bem como o potencial anti-inflamatório dos corticosteróides intratimpânicos e sistémicos.[44]

Em relação às frequências afectadas, predominou um ganho nas frequências vocais: 500, 250, 1000 e 6000 Hz, porém as frequências mais altas foram mais afetadas.antes do início da terapia, 4000, 6000 e 8000 Hz, também refletiram ganhos auditivos menores em relação às frequências baixas e médias, com um ganho em dB acima de 10 dB com uma variação geral de 10±19,9 dB. [54,55] Como resumo geral, houve uma melhoria de mais de 10 dB em todas as frequências com um desvio padrão máximo de 21,5 dB.[54,] Nakashima et al concordam com outros estudos, como os de Topuz et al e Cho et al, que a tendência de recuperação auditiva está nas frequências mais baixas, apresentando bons resultados nas frequências de 250, 500 e 1000 Hz, muito próximas das tendências encontradas nesta investigação. Argumentando que as altas frequências tendem a se recuperar em menor proporção na população em geral. [47,54, 55] Várias investigações concluíram que o grau de perda auditiva classificado como profundo (>91 dB) ou >80 dB ou, pelo menos, acima de 61 dB, antes da oxigenoterapia hiperbárica, foi o que mais beneficiou da terapia. [56,57] Isto levanta a questão de saber se a oxigenoterapia hiperbárica desempenha um papel importante para os doentes com perda auditiva súbita idiopática que têm um grau de perda auditiva grave ou profundo. [54,56, 57]

Os resultados centraram-se em áreas específicas da recuperação auditiva e nas repercussões na qualidade de vida que esta acarreta para os doentes; no entanto, não quisemos deixar de referir a recuperação e as alterações detectadas na audiometria vocal pré e pós-câmara hiperbárica, que têm um grande impacto nesta investigação; 57,8% melhoraram as suas percentagens de deteção da linguagem falada na orelha doente, uma percentagem significativa na comunicação e interação social dos doentes com surdez súbita idiopática. No entanto, a literatura é escassa em documentar a sua importância, sendo ainda imprescindível a realização de mais pesquisas nesta área.

Apesar do esquema de tratamento utilizado via oral, intratimpânica ou oxigénio hiperbárico, existem também factores aos quais é possível atribuir o prognóstico e a probabilidade de retorno da audição. [7,10,35,36] Os dados coletados levaram em consideração antecedentes como hipertensão arterial, diabetes mellitus tipo 2, obesidade e depressão, com predomínio da diabetes e da hipertensão arterial; outros antecedentes foram o tabagismo e o etilismo, e fatores otorrinolaringológicos específicos como trauma acústico, hipoacusia congênita contralateral, etc. e síndrome de Ramsay Hunt. É importante salientar esta história de envolvimento multisistémico, devido ao impacto na microcirculação a nível multiorgânico e consequentemente no ouvido interno.[35]

Do total de doentes que referiram alguma comorbilidade antes da terapêutica (14), 6 (15,7%) apresentavam várias comorbilidades subjacentes, sendo que destes apenas 1 teve recuperação total da audição, em comparação com os restantes 8 (21%) doentes com apenas uma comorbilidade, em que 3 tiveram recuperação total.

Tem sido documentada uma baixa percentagem de recuperação auditiva quando o quadro clínico se apresenta com sintomatologia vestibular, com um padrão audiométrico plano ou morfologicamente descrito como um padrão de curva descendente, perda auditiva severa ou profunda ou resultados pobres na audiometria vocal.[32-33]

A vertigem, por sua vez, entra em debate como fator de prognóstico na recuperação auditiva, com a hipótese de estar relacionada com a rutura de membranas no interior do ouvido interno, em zonas próximas do vestíbulo, e como fator que interfere negativamente no retorno da audição. No entanto, estudos concluem que a vertigem tem pouca associação direta com a perda auditiva súbita idiopática, mas afecta a recuperação auditiva através da sua interação com o nível de audição inicial. [32,55]

O outro fator que intervém na evolução da deficiência auditiva é o tipo ou grau de deficiência auditiva, onde Wen et al. referem uma má recuperação entre 3,6% quando a apresentação inicial da perda auditiva é profunda, no entanto devido às caraterísticas da investigação que visa a eficácia da oxigenoterapia hiperbárica, as percentagens não são muito comparáveis.[35]

Nas associações efectuadas por Capuano et al, não foram encontradas diferenças na recuperação da audição em doentes com hábitos tabágicos, diabetes e hipertensão.[24] No entanto, são relatados atrasos na recuperação em pacientes com hipercolesterolemia (>240 mg/dl), entre outros factores como as concentrações de LDL e apolipoproteína B, provavelmente responsáveis por desencadear a patogénese da surdez súbita idiopática.[24]

Em resumo, podemos considerar que apesar das possíveis causas de surdez súbita, desde eventos vasculares, etiologia viral, entre outros, existem caraterísticas comuns em termos de fisiopatologia no ouvido interno, o stress oxidativo aliado a uma insuficiência vascular secundária e a um processo inflamatório a nível coclear, podendo então concluir que a tensão de oxigénio perilinfático diminui.[24] A atividade coclear requer um aporte sanguíneo adequado, sendo o órgão de Corti e a estria vascular as partes da cóclea que mais energia consomem.[58] Por conseguinte, o oxigénio fornecido a regiões onde o edema e a inflamação causam isquemia, aumentando a tensão intracoclear de oxigénio, pode diminuir o edema e reverter a isquemia.[58]

A oxigenoterapia hiperbárica é considerada um tratamento seguro, com possíveis complicações que não causam danos maiores ou a longo prazo, tais como: barotrauma, que foi relatado em 9,2% e 0,04% por sessão, com mulheres e crianças com menos de 16 anos de idade em maior risco; outras como hipoglicemia, tonturas, vertigens, ataques de ansiedade, dispneia, toxicidade do oxigénio e dor no peito. Em geral, a percentagem de complicações por sessão é de 0,72%[44] e de 17,4%, a possibilidade de apresentar uma ou mais complicações. [38,39,44,59, 60]

Em nosso estudo, o zumbido foi o evento adverso mais frequente em 13,1% (5), 7,8% apresentaram tontura ou vertigem e um deles (2,6%) com barotrauma que se manifestou dias após o término do tratamento. [38,39,44,59, 60]

XI. CONCLUSÕES

Os resultados obtidos nesta pesquisa em termos de ganho auditivo global em decibéis e as subclassificações de melhora e recuperação auditiva são muito semelhantes aos descritos na literatura existente, aproximadamente 15 dB (p= 0,000).

Observou-se que o benefício da oxigenoterapia hiperbárica era consideravelmente maior quando aplicada num período médio de 4 semanas a partir do início da sintomatologia, com a eficácia a diminuir ao longo do tempo e à medida que a doença progredia.

É também possível concluir uma maior recuperação nas frequências médias mais baixas após a administração da terapia, alterações benéficas na audiometria vocal para a perceção da fala e interação social, e a possibilidade de melhores respostas clínicas a terapias combinadas.

É necessária mais investigação sobre a oxigenoterapia hiperbárica, especialmente em conjunto com estudos complementares sobre a audição e a perceção, a compreensão da fala, a qualidade de vida e a sua utilização como terapia primária e de recurso, a fim de a normalizar.

XII LIMITAÇÕES

1 - Houve variações nos diferentes tratamentos administrados aos doentes antes da oxigenoterapia hiperbárica, o que pode ter interferido nos resultados observados.

2 - O estudo limita-se a uma visão retrospetiva, cuja validade é reduzida.

O estudo baseou os seus resultados numa classificação do grau de melhoria e recuperação. No entanto, a literatura aponta diferentes formas de análise. 4.-Ter em conta a recuperação espontânea da audição.

XIII BIBLIOGRAFIA

Stachler RJ, Chandrasekhar SS, Archer SM, Rosenfeld RM, Schwartz SR, Barrs DM, et al. Diretriz de prática clínica: perda auditiva súbita. Otolaryngol-Head Neck Surg Off J Am Acad Otolaryngol-Head Neck Surg 2012;146(3):1-35.

Krajcovicova Z, Melus V, Zigo R, Matisáková I, Vecera J, Kaslíková K. Eficácia da oxigenoterapia hiperbárica como terapia suplementar da perda auditiva neurossensorial súbita na República Eslovaca. Undersea Hyperb Med 2018;45(3):363-70.

Dinç ASK, Çayönü M, Boynuegri S, Tuna EÜ, Ery1lmaz A, A KD, et al. Is Salvage Hyperbaric Oxygen Therapy Effective for Sudden Sensorineural Hearing Loss in Patients with Non-response to Corticostreoid Treatment? Cureus 2020;12(1):1-6.

4.-Kratochvílovà B, Profant O, Astl J, Holý R. A nossa experiência no tratamento da perda auditiva neurossensorial idiopática (PANS): Efeito da terapia combinada com HBO2 e terapia de infusão de vasodilatadores. Undersea Hyperb Med 2016;43(7):771-80.

Lawrence R, Thevasagayam R. Controvérsias no tratamento da perda auditiva neurossensorial súbita: uma revisão baseada em evidências. Clin Otolaryngol 2015;40(3):176-82.

6.-Mattox DE, Simmons FB. História natural da perda auditiva neurossensorial súbita. Ann Otol Rhinol Laryngol 1977;86:463-80.

7 -Eric R. Oliver, George T. Hashisalri. 160 Perda auditiva sensorial súbita. In: Johnson J, Rosen C, Newlands S, Branstetter B, Casselbrant M, et al (Eds.). Bailey's Head and Neck Surgery-Otolaryngology. Lippincott Williams &. Wilkins, 5th Edition Philadelphia:Vol.2:2014: pp 2589-2596.

8.-Carneiro SN, Guerreiro DV, Cunha AM, Camacho ÓF, Aguiar IC. Oxigenoterapia hiperbárica na perda auditiva neurossensorial súbita após raquianestesia: relato de casos. Undersea Hyperb Med 2016;43(2):153-9.

9.-Olex-Zarychta D. Tratamento bem-sucedido da perda auditiva neurossensorial súbita por meio de farmacoterapia combinada com oxigenoterapia hiperbárica precoce. Md journal 2017;96(51).

10.-Alexander Arts H. 150 Perda auditiva neurossensorial em adultos. In: Flint P, Francis H, Haughey B, Lesperance M, Lund V, Robbins K, et al. (Eds.) Cummings Otolaryngology-head And Neck Surgery. Elsevier Saunders. 6ª Edição Filadélfia: Vol. III:2015:2331-5.

Chandrasekhar SS, Tsai Do BS, Schwartz SR, Bontempo LJ, Faucett EA, Finestone SA, et al.

Diretriz de Prática Clínica: Perda Auditiva Súbita (Atualização). Otolaryngol--head neck surg 2019;161(S1):1-45.

12.-Cadoni G, Cianfoni A, Agostino S, Scipione S, Tartaglione T, Galli J. Achados de ressonância magnética na perda auditiva neurossensorial súbita. J Otolaryngol 2006;35:310-316.

13.-Agrawal S, Sharma N. Recuperação completa após oxigenoterapia hiperbárica na perda auditiva neurossensorial súbita idiopática - um relato de dois casos. Undersea Hyperb Med 2016;43(2):161-6.

Sharma A, Kirsch CFE, Aulino JM, Chakraborty S, Choudhri AS, Germano IM, et al. Critérios de adequação do ACR perda auditiva e/ou vertigem. J Am Coll Radiol 2018;15(11s):321-331.

15.-Battaglia A, Lualhati A, Lin H, Burchette R, Cueva R. Um estudo prospetivo e multicêntrico do tratamento da perda auditiva neurossensorial súbita idiopática com terapia combinada versus prednisona em altas doses sozinha: um acompanhamento de 139 pacientes. Otol Neurotol 2014;35:1091-1098.

Hosokawa S, Hosokawa K, Takahashi G, Sugiyama K, Nakanishi H, Takebayashi S, et al. Oxigenoterapia hiperbárica como tratamento simultâneo com esteróides sistémicos para perda auditiva neurossensorial súbita idiopática: uma comparação de três tratamentos diferentes com esteróides. Audiol Neurotol 2018;9;23:145-51.

Sevil E, Bercin S, Muderris T, Gul F, Kiris M. Comparação de dois tratamentos diferentes de esteróides com oxigénio hiperbárico para perda auditiva neurossensorial súbita idiopática. Eur Arch Otorhinolaryngol 2016;273(9):2419-26.

Suzuki H, Kawaguchi R, Wakasugi T, Do BH, Kitamura T, Ohbuchi T. Eficácia do esteroide intratimpânico na perda auditiva neurossensorial súbita idiopática: uma análise de casos com fatores prognósticos negativos. Am J Audiol 2019;28(2):308-14.

19.-Murphy-Lavoie H, Piper S, Moon RE, Legros T. Oxigenoterapia hiperbárica para perda auditiva neurossensorial súbita idiopática. Undersea Hyperb Med 2012;39(3):777-92.

Ajduk J, Ries M, Trotic R, Marinac I, Vlatka K, Bedekovié V. Oxigenoterapia hiperbárica como terapia de resgate para perda auditiva neurossensorial súbita. J Int Adv Otol 2017;13:61-4.

Gülüstan F, Yaz1c1 ZM, Alakhras WME, Erdur O, Acipayam H, Kufeciler L, et al. Injeção intratimpânica de esteroides e oxigenoterapia hiperbárica para o tratamento da perda auditiva súbita refratária. Braz J Otorhinolaryngol 2018;84(1):28-33.

Pezzoli M, Magnano M, Maffi L, Pezzoli L, Marcato P, Orione M, et al. Oxigenoterapia hiperbárica como tratamento de resgate para perda auditiva neurossensorial súbita: um estudo prospetivo controlado. Eur Arch Otorhinolaryngol 2015;272(7):1659-66.
23.-Rhee T-M, Hwang D, Lee J-S, Park J, Lee JM. Adição de oxigenoterapia hiperbárica versus terapia médica isolada para perda auditiva neurossensorial súbita idiopática: uma revisão sistemática e meta-análise. JAMA Otolaryngol Head Neck Surg 2018;144(12):1153-61.
Capuano L, Cavaliere M, Parente G, Damiano A, Pezzuti G, Lopardo D, et al. Oxigénio hiperbárico para perda auditiva súbita idiopática: a aplicação de rotina é útil? Ata Oto-Laryngologica 2015;135(7):692-7.
25.-Almosnino G, Holm JR, Schwartz SR, Zeitler DM. O papel do oxigênio hiperbárico como terapia de resgate para perda auditiva neurossensorial súbita. Ann Otol Rhinol Laryngol 2018;127(10):672-6.
26.-Miao X, Xin Z. Diferentes protocolos de tratamento para perda auditiva neurossensorial súbita idiopática moderada. Undersea Hyperb Med 2019;46(5):659-63.
27.-Almosnino G, Holm JR, Schwartz SR, Zeitler DM. O papel do oxigênio hiperbárico como terapia de resgate para perda auditiva neurossensorial súbita. Ann Otol Rhinol Laryngol 2018;127(10):672-6.
28.-Miao X, Xin Z. Diferentes protocolos de tratamento para perda auditiva neurossensorial súbita idiopática moderada. Undersea Hyperb Med 2019;46(5):659-63.
29.-Kim SA, Ahn JH. Aplicação clínica do oxigénio hiperbárico no tratamento da perda auditiva neurossensorial súbita idiopática. Korean J Otorhinolaryngol-Head Neck Surg 2016;59(7):490-4.
Hosokawa S, Sugiyama K-I, Takahashi G, Hashimoto Y-I, Hosokawa K, Takebayashi S, et al. Oxigenoterapia hiperbárica como tratamento adjuvante para perda auditiva neurossensorial súbita idiopática após falha de esteróides sistêmicos. Audiol Neurootol 2017;22(1):9-14.
31.-Newman CW, Jacobson GP, Spitzer JB. Desenvolvimento do Tinnitus Handicap Inventory. Arch Otolaryngol Head Neck Surg 1996;122:143-148.
Cho I, Lee H-M, Choi S-W, Kong S-K, Lee I-W, Goh E-K, et al. Comparação de dois protocolos de tratamento diferentes usando esteróides sistêmicos e intratimpânicos com e sem oxigenoterapia hiperbárica em pacientes com perda auditiva neurossensorial súbita idiopática grave a profunda: um estudo controlado randomizado. Audiol Neurootol 2018;23(4):199-207.
Y1ld1r1m E, Murat Özcan K, Palal1 M, Cetin MA, Ensari S, Dere H. Efeito prognóstico do

tempo de início da oxigenoterapia hiperbárica para perda auditiva neurossensorial súbita. Eur Arch Otorhinolaryngol 2015;272(1):23-8.

34.-Huafeng Y, Hongqin W, Wenna Z, Yuan L, Peng X. Caraterísticas clínicas e prognóstico de pacientes idosos com perda auditiva neurossensorial súbita idiopática. Ata Otolaryngol 2019;139(10):866-9.

35.-Wen Y-H, Chen P-R, Wu H-P. Factores prognósticos da perda auditiva neurossensorial súbita idiopática profunda. Eur Arch Otorhinolaryngol 2014;271(6):1423-9.

Choo O-S, Yang SM, Park HY, Lee JB, Jang JH, Choi SJ, et al. Diferenças nas caraterísticas clínicas e no prognóstico da perda auditiva súbita de baixa e alta frequência. The Laryngoscope 2017;127(8):1878-84.

Ricciardiello F, Abate T, Pianese A, Mesolella M, Olivia F, Farrise P, et al. Perda auditiva neurossensorial súbita: papel da oxigenoterapia hiperbárica. Translational Med Rep. 2017;1:13-16.

38.- Weaver LK. Indicações da oxigenoterapia hiperbárica. UHMS. 2008;12:215-218.

Hadanny A, Meir O, Bechor Y, Fishlev G, Bergan J, Efrati S. A segurança do tratamento com oxigénio hiperbárico - análise retrospetiva em 2.334 pacientes. Undersea Hyperb Med. 2016;43(2):113-122

Li Y. Intervenções na gestão da viscosidade do sangue para perda auditiva neurossensorial súbita idiopática: uma meta-análise. J Health Resand Rev. 2017;4:50-61.

Li L, Ren J, Yin T, Liu W. Perfusão intratimpânica de dexametasona versus injeção para o tratamento da perda auditiva neurossensorial súbita refractária. Eur Arch Otorhinolaryngol. 2013; 270:861-867.

42.- Wu HP, Chou YF, Yu SH, Wang CP, Hsu CJ, Chen PR. Intratympanic steroid injections as a salvage treatment for sudden sensorineural hearing loss: a randomized, double-blind, placebo-controlled study. Otol Neurotol. 2011;32:774-779.

Zhou Y, Zheng H, Zhang Q, Campione PA. Injeção precoce de esteróides transtimpa- nicos em doentes com perda auditiva súbita neurossensorial idiopática de "mau prognóstico". ENT J Otorhinolaryngol Relat Spec. 2011;73:31-37.

Eryigit B, Ziylan F, Yaz F, Thomeer HGXM. A eficácia do oxigénio hiperbárico em pacientes com perda auditiva neurossensorial súbita idiopática: uma revisão sistemática. Eur Arch Otorhinolaryngol 2018;275(12):2893-904.

Siegel LG. O tratamento da perda auditiva neurossensorial súbita idiopática. Otolaryngol Clin N Am 1975; 8:467-73.

Ceylan A, Celenk F, Kemaloglu YK, Bayazit YA, Göksu N, Ozbilen S. Impacto dos factores de prognóstico na recuperação da perda auditiva súbita. J Laryngol Otol 2007; 121:1035- 40.
Cho CS, Choi YJ. Fatores prognósticos na perda auditiva neurossensorial súbita: um estudo retrospetivo utilizando efeitos de interação. Braz J Otorhinolaryngol 2013;79(4):466-470.
Edizer DT, Celebi O, Hamit B, Baki A, Yigit O. Recuperação da perda auditiva neurossensorial súbita idiopática. J Int Adv Otol 2015;11(2):122-126
Mathieu D, Marroni A, Kot J. Tenth European Consensus Conference on Hyperbaric Medicine: recommendations for accepted and non-accepted clinical indications and practice of hyperbaric oxygen treatment. Diving Hyperb Med. 2017;47:24-32.
50.- Rauch SD. Clinical practice. Idiopathic sudden sensorineu- ral hearing loss. N Engl J Med. 2008;359(8):833-840.
51.- Hara S, Kusunoki T, Honma H, Kidokoro Y, Ikeda K. Eficácia do efeito adicional da oxigenoterapia hiperbárica em combinação com esteróides sistémicos e prostaglandina E1 para a perda auditiva neurossensorial súbita idiopática. American Journal of Otolaryngology. 2020;41(2):1023-63.
Bennett MH, Kertesz T, Perleth M, Yeung P, Lehm JP. Oxigénio hiperbárico para perda auditiva neurossensorial súbita idiopática e zumbido. Cochrane Database Syst Rev 2012;17(10):473-9.
Bennett M, Kertesz T, Yeung P. Hyperbaric oxygen therapy for idiopathic sudden sensorineural hearing loss and tinnitus: a systematic review of randomized controlled trials. J Laryngol Otol 2005;119:791-8.
54.- Topuz E, Yigit O, Cinar U, Seven H. Deverá o oxigénio hiperbárico ser adicionado ao tratamento da perda auditiva neurossensorial súbita idiopática? Eur Arch Oto Rhino Laryngol 2003;
55.- Nakashima T, Yanagita N. Outcome of sudden deafness with and without vertigo. Laryngoscope. 1993;103(10):1145-9.
Fujimura T, Suzuki H, Shiomori T, Udaka T, Mori T (2007) Hyperbaric oxygen and steroid therapy for idiopathic sudden sen- sorineural hearing loss. Eur Arch Otorhinolaryngol 264(8):861-866.
Liu S, Kang B, Lee J, Lin Y, Huang K, Liu D et al. Comparação dos resultados terapêuticos na perda auditiva neurossensorial súbita com/sem oxigenoterapia hiperbárica adicional: uma revisão retrospetiva de 465 casos controlados audiologicamente. Clin Otolaryngol 36(2):121-128.
58.- Nagahara K, Fisch K, Yagi M. Perilymph oxygenation in sudden and progressive sensorineural hearing loss. Ata Otolaryngol 1983;96:57-69.
59.- Yang CH, Ko MT, Peng JP, Hwang CF. Zinco no tratamento da perda auditiva

neurossensorial súbita idiopática. Laryngoscope. 2011;121:617-621.

Yang CH, Wu RW, Hwang CF. Comparação da injeção de esteróides intratimpânicos, oxigénio hiperbárico e terapia combinada na perda auditiva neurossensorial súbita refractária. Otol Neurotol. 2013;34:1411-1416.

XIV ANEXOS

Anexo 1. Produtos

Este trabalho de investigação dará origem a um artigo científico que será publicado numa revista.

indexado.

Anexo 2. Aspectos éticos

O protocolo foi submetido ao Comité de Ética em Investigação do Centro de Investigación y Docencia en Ciencias de la Salud da Universidad Autónoma de Sinaloa para avaliação e aprovação, a fim de salvaguardar a dignidade, os direitos e a segurança das pessoas envolvidas.

A Declaração de Helsínquia da Associação Médica Mundial estabelece princípios éticos para a investigação médica envolvendo seres humanos, sendo esta Declaração utilizada e aceite em todo o mundo. Os princípios estabelecidos nesta declaração são que os médicos devem promover e salvaguardar a saúde, o bem-estar e os direitos dos doentes, incluindo os que participam na investigação médica. Deve entender-se que o principal objetivo da investigação médica que envolve seres humanos é compreender as causas, a evolução e os efeitos da doença e melhorar as intervenções preventivas, de diagnóstico e terapêuticas. Toda a investigação médica deve estar sujeita a normas éticas que sirvam para promover e assegurar o respeito por todos os sujeitos humanos e para proteger a sua saúde e os seus direitos individuais. O projeto de investigação e o método de estudo devem ser sempre descritos e justificados num protocolo de investigação. Os protocolos de investigação devem ser apresentados a um comité de ética antes do início do estudo para apreciação, comentário, aconselhamento e aprovação. A privacidade e a confidencialidade das informações pessoais dos participantes na investigação devem ser salvaguardadas.

No âmbito do Regulamento da Lei Geral da Saúde relativo à investigação para a saúde, são estabelecidos os parâmetros segundo os quais a investigação médica deve ser efectuada. De acordo com o artigo 3.º, a investigação para a saúde inclui o desenvolvimento de acções que contribuam para o conhecimento dos processos biológicos e psicológicos do ser humano, o conhecimento dos processos biológicos e psicológicos do ser humano, o conhecimento das relações entre as causas das doenças, a prática médica e a estrutura social, a prevenção e o controlo dos problemas de saúde, o conhecimento e a avaliação dos efeitos nocivos do ambiente sobre a saúde. O artigo 13º estabelece que a investigação em que o ser humano é objeto de estudo deve respeitar a sua dignidade e proteger o seu bem-estar e os seus direitos humanos. O artigo 16.º estabelece que a privacidade do sujeito individual da investigação deve ser protegida.

Em conformidade com estes estatutos, esta investigação procura salvaguardar a integridade, a dignidade, o bem-estar e a proteção dos direitos dos participantes.

Impacto na população que participa na investigação

A incidência de perda auditiva súbita idiopática nos EUA é de 5-20 por 100.000 habitantes e um total de 66.000 casos por ano. O número exato na população mexicana é desconhecido. Por este motivo, o presente estudo centrar-se-á na investigação desta patologia no México.

Este trabalho irá mostrar a eficácia da oxigenoterapia hiperbárica como tratamento de resgate para o retorno da audição, uma vez que esta doença causa grave morbilidade no paciente que dela sofre; leva à incapacidade do indivíduo nas suas actividades de vida diária e compromete a sua qualidade de vida ao impedir uma adequada interação social e comunicação, problema que se estende tanto a curto como a longo prazo. O objetivo é melhorar o prognóstico da recuperação da audição e evitar qualquer possibilidade de lesão crónica e incapacidade a longo prazo.

Relevância científica na conceção e realização do estudo

A identificação correta desta emergência e o tratamento atempado nos primeiros dias após o início dos sintomas é imperativo, no entanto, quando passam mais de duas semanas, as hipóteses de recuperação da audição diminuem e as opções terapêuticas são limitadas. Uma opção inovadora para o tratamento de resgate é a oxigenoterapia hiperbárica, que tem mostrado benefícios na restauração absoluta da audição de 5 a 12 dB, no entanto, a dosagem e a frequência ainda estão em processo de padronização. É por este motivo que o presente estudo tem como foco a comparação da audição antes e após o tratamento, e contribuirá para a comprovação da eficácia desta terapia. No entanto, o presente estudo tem as suas limitações, uma vez que o desenho ideal para testar a eficácia de um tratamento é um estudo retrospetivo, tal como um ensaio clínico.

Nível de risco

Nível I. Investigação sem risco: Este é um estudo retrospetivo que utilizará apenas a recolha de dados e a revisão de registos clínicos. Não haverá qualquer intervenção ou modificação intencional nas variáveis fisiológicas, psicológicas e sociais dos indivíduos em estudo.

Benefícios e riscos

Este estudo inclui pacientes com perda auditiva súbita idiopática, submetidos a tratamento de resgate com sessões de oxigenoterapia hiperbárica durante o período de março de 2020 a julho de 2023, atendidos no Hospital Civil de Culiacán, independentemente de seu status socioeconômico ou demográfico, a fim de contribuir para a restauração de suas habilidades auditivas, melhorando assim suas relações sociais, habilidades de comunicação, convivência e qualidade de vida geral. Tem também como objetivo promover a saúde e novas evidências na área e contribuir para futuras investigações. Riscos da investigação relativos ao tratamento da informação contida no ficheiro eletrónico, para o qual serão tomadas todas as medidas necessárias para salvaguardar os dados pessoais das pessoas envolvidas.

População vulnerável

Este estudo não incluiu uma população vulnerável, uma vez que se tratou de um estudo retrospetivo com uma análise dos registos clínicos.

Confidencialidade

Tal como estipulado na Lei Geral de Saúde, de acordo com o artigo 16.º, a privacidade do sujeito de investigação individual será protegida na investigação que envolva sujeitos humanos. Os dados pessoais foram armazenados numa base de dados Excel, à qual apenas o investigador principal teve acesso. Não foram divulgados dados pessoais aquando da publicação dos resultados obtidos.

Conflito de interesses

Não há conflito de interesses. Não há interesses financeiros ou outros interesses que beneficiem o investigador ou a instituição envolvidos na realização deste estudo.

Anexo 3. Formulário de consentimento informado com selos institucionais: Não aplicável.

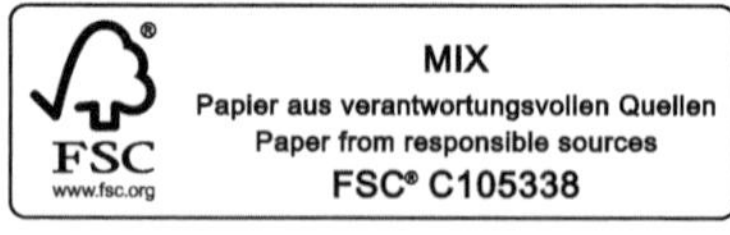

Printed by Books on Demand GmbH, Norderstedt / Germany